脳をやる気にさせるたった1つの習慣

なぜやりたいことを書き出すと実現するのか?

茂木健一郎

脳はもともと怠け者だった！　――まえがき――

試験の期日が迫っているのに、勉強する気になれない。

大事なプレゼンは明日なのに、何度練習してもうまくいかず、もう諦めた。

せっかく頑張って仕事をしているのに、給料も上がらずモチベーションが下がるばかりだ……。

年とともに覚えが悪くなって、意欲が全然わかない……。


このようにやる気も意欲も起こらないことは誰にでもあるものです。脳科学者として講演や出版で、脳を活かす方法をお話ししている僕でさえも、スケジュールに追われて体調もよくない。仕事の山に追いかけられて、いっそ何もかも忘れてどこかへ逃げ出したくなることもあります。

人間は完全な生き物ではありません。やる気がないときや調子の悪いときもあります。またどんなに念入りに準備を重ねたとしても、結果が伴わないこともあります。いや、ひょっとすると人生でうまくいくことのほうが少ないかもしれません。

うまくいって儲けもの。そんなふうに考えれば、失敗したとしても悲嘆にくれる必要はありません。うまくいかないときこそ、自分自身をいたわって休ませてあげることも必要なのです。

でも、これが一カ月にも二カ月も続くようでは、ちょっと心配になってきます。また失敗するかもしれない。

相手は強い人ばかりだから、私なんかが勝てるはずがない。

やろうと思っていたのに、『早くやれ』と言われたら、やる気もなくなるよ。

このように失敗を恐れたり外的要因から諦めてしまったり、やる気をなくして行動を起こすことができないこともあります。

それには、理由があります。

「脳は怠け者」だからです。

人間の脳はわれわれが思っている以上に怠惰で、「楽をしよう、楽をしよう」と思ってしまう生き物なのです。刺激も与えず、のんびりとした日々を送っていては、これ幸いとばかりに脳は惰眠をむさぼって、怠惰な毎日を謳歌《おうか》することでしょう。

これを聞いて、ニヤニヤしないでください。怠け者をそのままにしておくことは、あなた自身の可能性の芽を摘むことにもなりかねないのですから。

もう一度言いますが、脳は怠け者です。

もともと「楽をしよう、楽をしよう」という性質を持っているのです。だからといって、「私がのんびりしているのは脳のせいなんだ」と早合点したり、勝手に自己正当化しないでください。

脳が怠け者であるのには、理由があるのです。

われわれはあまり意識することはないのですが、脳の機能自体は生まれてから死ぬまでたえず活動し続けています。その意味では脳は本来、忠実な働き者なのですが、だからといってその脳の働きに合わせて二四時間三六五日も生産的な活動をしていたら、からだのほうが参ってしまいます。

分かりやすく言えば、脳はふだんは自動車が停車しているときのアイドリング状態にあります。逆説的に言うと、脳が怠けているからこそ、人間はリラックスすることも休息することもできるのです。

しかし、その脳がアイドリング状態では勉強や仕事で成果を出すことはできません。

人間には誰でも「英語ができるようになって、グローバルに活躍できる人間になりたい」「仕事を通じて社会貢献したい」「お金持ちになりたい」という夢や欲望があります。それを実現させるためには、肉体的なハードワークや長時間の勉強だけでは足りないでしょう。怠け者の脳をやる気にさせることが必要になってきます。

その脳をやる気にさせる方法は、ある1つの方法が有効です。それを習慣化できれば、われわれは脳をやる気にさせて、自分の考えている以上の成果を上げることができるのです。

その習慣とは、「書く」ことにほかなりません。

いまでもはっきりと覚えていますが、僕が「クオリア（感覚の持つ質感）」という言葉に出合ったのは、三一歳だった一九九四年二月でした。電車の中で研究ノートをものすごいスピードで書いていたときに突然、電車の「ガタンゴトン」という音が何とも言えない質感を伴って耳に響いてきました。その音の質感は、周波数がいくつといった従来の科学の数量化によるアプローチではとらえきれないものでした。

「アッ、これか！」

この瞬間、「クオリア」という概念に気がつきました。

「クオリア」をキーワードにすれば、まだ明らかになっていない脳科学の未知の分野を解明できるかもしれない――と思ったのです。

それまで僕は大学院を出て研究生活に入っていましたが、一生かけて取り組むべきテーマも将来の道も定まらずに、根なし草のような日々を過ごしていました。ノートに研究テーマを書きつけて、「クオリア」の概念に目覚めたとき、霞《かすみ》がかっていた僕の人生の視界がパーッと晴れたような気分になりました。「書く」ことで僕は自分自身の人生を切り開いていったのです。

「大学合格」
「幸せになりますように」
「将来は野球（サッカー）選手になる」……。

思えば、日本人は書き初めや絵馬、色紙に七夕の短冊、小学校の卒業文集になど、願い事や夢・願望を書く習慣を持つ民族です。

なぜ夢や目標を絵馬や色紙に書くのでしょうか。またなぜ書くだけで、そうした願望が実現してしまうのでしょうか。それには脳から放出される「ドーパミン」という神経伝達物質が関与しています。
「○○になる」と書いたとき、人間は実際にそれを達成しているところを想像しています。それは「自分がなりたい姿になった瞬間」を脳の中で想像しているにすぎないのですが、その達成した気分を「いま、ここ」で前倒しでかみしめているのです。まだその願望が達成されていないにもかかわらず、報酬物質であるドーパミンが放出されて、人間は快楽を得ることができます。

その快楽をさらに得ようとして、夢や目標を実現するための行動が強化されていく。それが継続されていくと、ついには本当にその夢や願望が叶っているのです。つまり、夢や目標を書くことはドーパミンを放出する脳の回路を強化すること、イコール脳をやる気にさせることなのです。

やりたいことや夢を書くことは、脳をやる気にさせることなのです。やる気になった脳はわれわれが考えている以上の力を発揮して、夢の実現に導いてくれます。

やりたいことや夢を書くと実現しやすくなるというのは本当なのです。

それは脳の仕組みによるところが大きいのですが、その誰もが知りたがっていた秘密を、この本で僕は解明していきます。

本書は、脳と言葉をめぐるミステリーを解明する旅です。最後までご覧になって、そのミステリーの摩訶《まか》不思議を堪能してください。

二〇一〇年五月

茂木健一郎

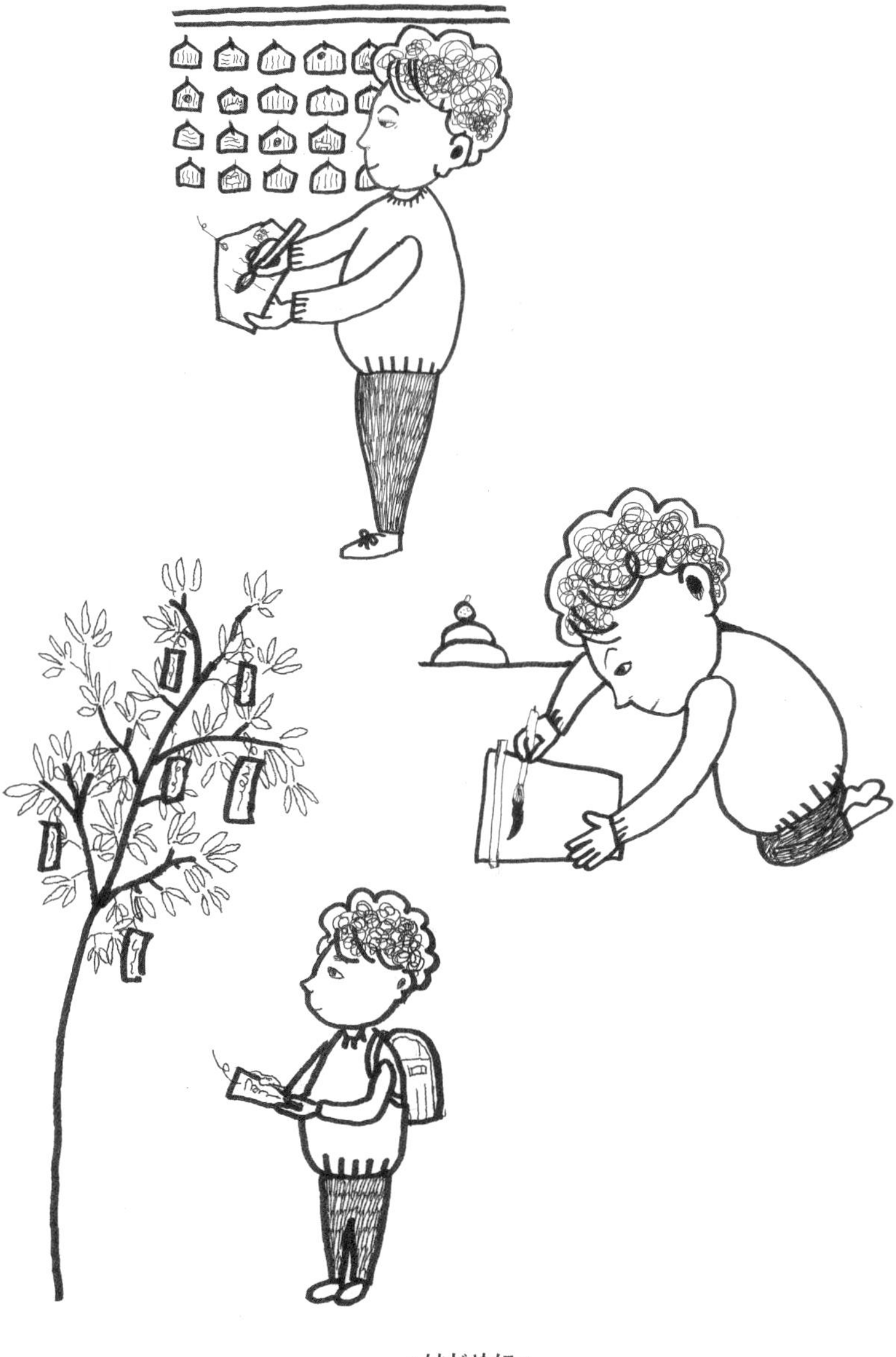

はじめに

脳はもともと怠け者だった！

CONTENTS

脳をやる気にさせるたった1つの習慣

2章 脳は「記録」されたがっている

3章 なぜ書くだけで願いが叶うのか

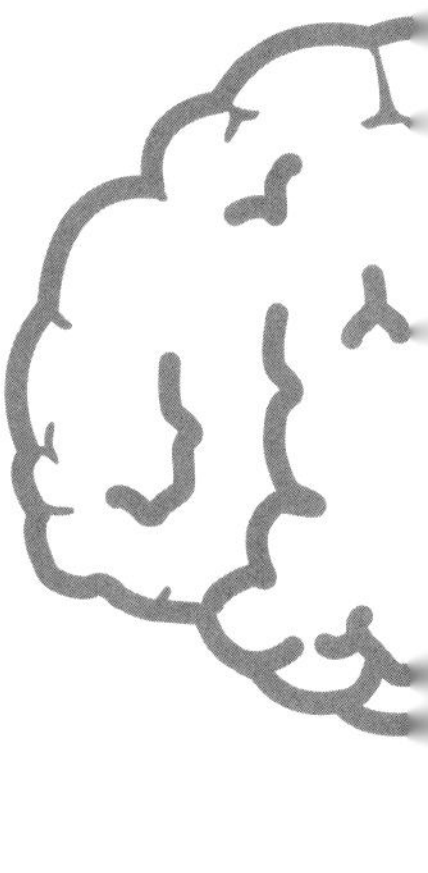

4章 願いを叶えるために自伝を書く

5章 言葉という鏡を磨いていく

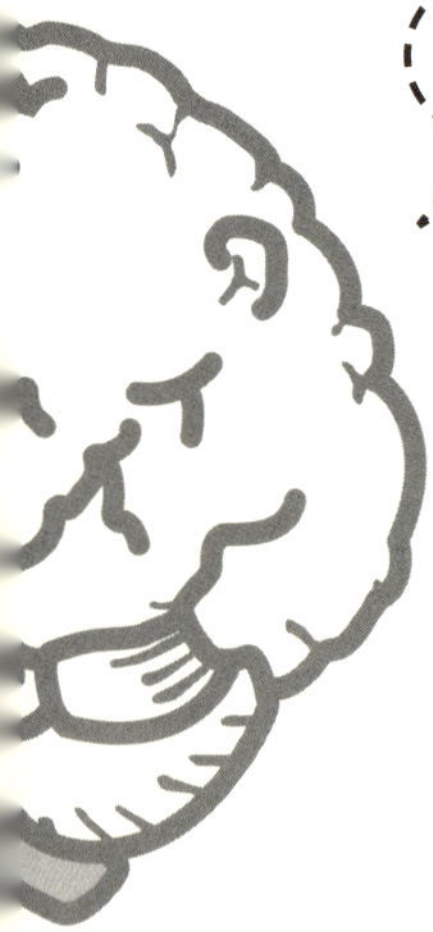

6章 偶有性の時代を生き抜く

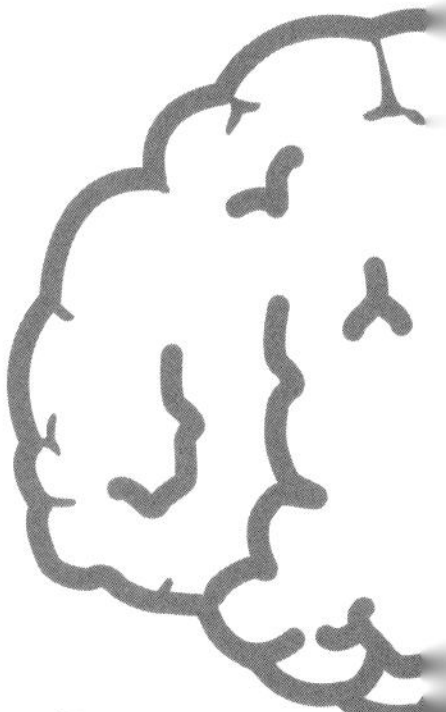

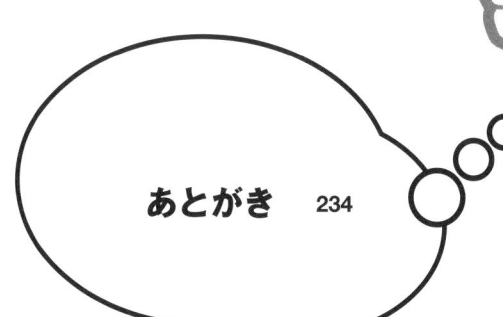

編集協力／石井綾子、三浦愛美
カバーデザイン／石澤義裕
本文デザイン／佐藤ちひろ（エムアンドケイ）
本文イラスト／甲斐瑞恵
帯写真／外川　孝
取材協力／佐々木厚

1章

なぜ脳はやる気になれないのか

やる気になるかどうかは「前頭葉」が決める

人間がやる気になるかどうかは、脳の前頭葉がとても重要な役割を果たしています。「こういうものが欲しい」「こういうふうになりたい」という欲求がわいたときに、脳の司令塔である「前頭葉」がもっともそれにふさわしい情報を側頭連合野から引き出してくれます。

「明日までに取引先が乗ってくるような商品の企画を考えないといけない」

「この交渉のキーマンはAさんだが、ツテがなくて困っている」

そうした問題や懸案を抱えたときに、「取引先の商品開発に弊社の技術が役に立つかもしれない」「確か懇意にしているBさんがAさんの大学時代の同級生だったはずだから、紹介してもらえるかもしれない」といったような情報を、前頭葉が記憶や経験が蓄積されている側頭葉から引っ張り出してきます。

やる気になった前頭葉が側頭葉に指示して
情報を引き出す

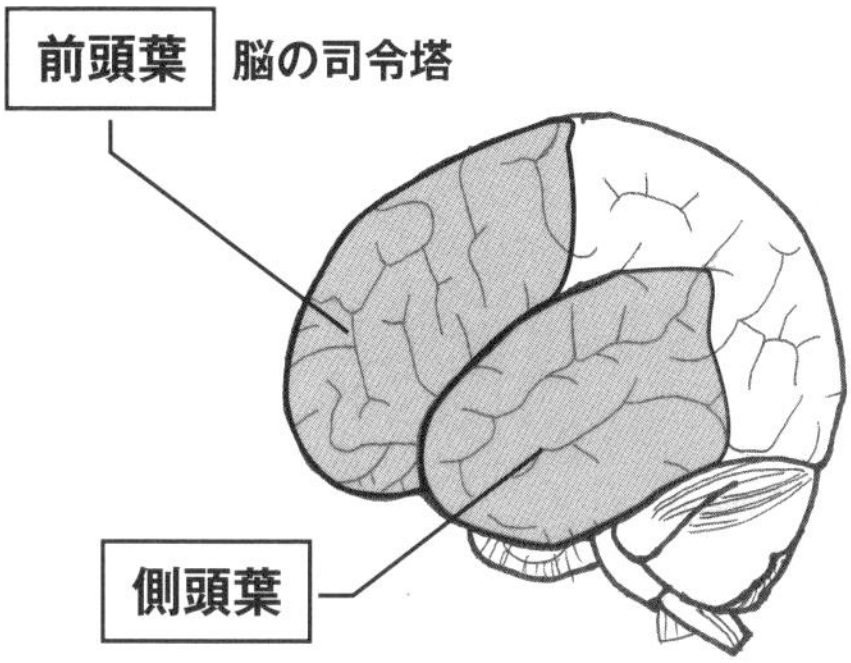

脳をやる気にさせるには前頭葉が働いてくれなければなりませんが、いつもうまくいくとはかぎりません。生きている限り、自分の思いどおりにならないことはたくさんあるので、やる気を出すのが難しいことも多い。

たとえば、仕事で新商品の企画を出したとしてもそれが通るかどうかは、予想がつきません。後から説明しますが、この世の中は「偶有性」に満ちています。偶有性とは、確実なことと不確実なことが混ざり合っていることです。人生には何一つ確実なことはないのです。

今回はダメだったけれど、また頑張ればいい。そう考えれば、落ち込むことも自分を責めることもなく、次のチャンスに向けて頑張ることができます。自分で前頭葉に活躍してもらえるような環境をセッティングすればいいのです。

ところが、年を取ってくると、どうしても不確実なことを嫌って、「もうこのくらいでいいや」と現状維持に流されてしまいがちです。確かに、ある程度地位や自分なりのやり方が確立されてしまうと、それに満足してしまい、それ以上ハングリー精神を持ち続けることが難しくなってきます。

こうなると、脳が動き出すのは難しくなるどころか、やる気そのものを失ってしまいます。脳がやる気にならなければ、結果も自ずと見えてしまう。結果が分かるから、さらにやる気をなくすという負のスパイラルに陥ってしまいます。

脳がやる気をなくす原因①コンプレックス

突然ですが、あなたにコンプレックスはありますか。

容貌・学歴・経歴・体型・語学……。

人は多かれ少なかれ、コンプレックスを内面に抱えて生きています。本当は誰かと自分を比べる必要などないのに、仕事や勉強ができる人と自分を比べて、「自分はなんてダメなんだ」と落ち込んでしまう。おそらく、完全に自らのコンプレックスから解放されている人はこの世にいないのではないでしょうか。

「私の目が二重で、あごの形がもう少し細かったら……」

「僕は三流大学の出身だから……」

「所詮、大手の会社ではないから……」

「田舎者だから……」

「身長が低いから……」

「日本人なんて、どうせダメさ……」

コンプレックスは無理に抑圧して隠していると、かえっていびつな形で表れてしまいます。あたかも自分にはコンプレックスなどないかのように振る舞うのも賢明な作戦とはいえません。「自分にはコンプレックスなどないんだ」と無理に思いこもうとすることで、かえって人間はその感情に支配され、不自由になってしまうのです。

もちろん、僕にもコンプレックスはたくさんあります。目下のところは、体重計の目盛りが一向に減らないところでしょうか。


一〇年ほど前のことでした。通りを歩いていた僕に向かって見知らぬおじさんが声をかけてきました。

「あんた、椎名誠によく似ているねぇ」

僕の髪型は椎名さんのそれとよく似ています。僕は椎名誠さんが好きなので、間違えられてむしろうれしかったくらいです。しかし、そのおじさんは油断している僕に、さらに要らぬ一言を付け加えて去っていったのです。

「もっとも、あんたはちょっと肥えとるけど……」

その話を本人にしたところ、いくつになってもダンディな椎名さんは、こんな名言を僕に授けてくれました。

「男なら、一日に一度は床と格闘しろ」

つまり、男なら一日に一回は床で腕立て伏せや腹筋運動をしろ、ということです。

僕はできる限りそれを実践し、さらに時間の許す限りマラソンをしているのですが、先日も体重計に乗ったら二キロも増えていてがっかりしてしまいました。

問題は、そこで僕が「自分はすごく痩せている」と言い出したらどうなるか、ということです。あるいは、体型の話がちょっとでも出ると怒り狂いだしたら……。それは完全に僕がコンプレックスに支配されているという証拠です。

幸いにも、僕は自分の体型についてのコンプレックスには向き合えていると自負しています。俳人の黛まどかさんに、「茂木さんは、腹の上のポニョね」と言われたときも怒ったりはしませんでしたから……。

なぜ僕がコンプレックスの話を始めたかというと、実はそれが脳にやる気をなくさせる原因の一つだからです。

脳がやる気をなくす原因②単調さ

「三日坊主」という言葉があります。これは「三日しか続けられないこと・人」と言う意味ですが、もう一つ別の意味があることをご存知でしょうか。千日回峰行を二度成し遂げた酒井雄哉さんから聞いて「なるほど」と感心したのですが、「三日も続けられたこと」という意味も含むそうなのです。

つまり、三日も続けられたのだからその後もきっと続けられる。

そのように聞くと、にわかにやる気が出てきませんか。

比叡山、延暦寺には千日回峰行という非常に厳しい苦行があります。この中には九日間、飲まず・喰わず・寝ずに経を唱え続ける「常行三昧」があります。酒井さんによると、修行は始めてから三日目が一番苦しく、体力と気力の限界に達して本当にやめたくなるそうです。けれどもそこさえ乗り切れば、四日目になる。四日目を超えられたらなんとか五日目にも挑戦できる。さらに一日一日と続けていって、気がついたら九日間の修行を終えていたようです。

勉強にしても、最もつらいのは継続することです。思い立って一日、二日勉強をしてみても、それを三日以上続けることができない、という人は多いかもしれません。

では、なぜ何ごとも継続することが難しいのかというと、脳は単調さを嫌うからです。

脳は単純なことばかりが続くと、とたんにやる気を失います。新しい物好きで持続力に欠けるわがままなところがあります。ルーティンワークや単調な作業は嫌いなので、コツコツやらなければ成就できないことは継続することが難しいのです。

脳がやる気をなくす原因③強制・命令

「勉強ができる人」と「できない人」。

「仕事ができる人」と「できない人」。

この違いはどこにあるか分かりますか。

僕はあるころからその違いに気づくようになりました。僕は学生時代に家庭教師や塾講師のアルバイトをしていましたが、「成績が上がらない」子どもの勉強のやり方を見ているうちに、気づいたことがありました。

勉強ができない理由。

それは頭が悪いからではありません。記憶力が生まれつき悪いからでもない。「勉強ができない」と言っている子どもも、それなりの時間は机に向かっているし、努力もしている。

けれども成績がなかなか伸びないのには、理由があります。

それは単純に「勉強を楽しめていない」のです。

人間の脳は、外部からの強制に対して拒絶反応を示します。

「勉強しなさい」「部屋を片づけなさい」「サッサと仕事終えなさい」というように、外から圧力をかけられると、脳はどうしてもやる気になれないのです。もともと脳は怠け者ですから、外からの命令に対しては積極的に反応しようとしません。

ここで少し整理してみましょう。脳がやる気をなくしている場合、原因は次の三つが考えられます。

1コンプレックスを抱えている
2単調さが続く
3強制や命令を受けている

この三つを取り除けば、脳はアイドリングしている状態を脱して、「やる気」になるのです。

やる気のスイッチを入れる三つの方法

脳を「やる気」にさせるためには、どのような処方箋《せん》があるでしょうか。
まずコンプレックスに対しては、自分の欠点や弱点を逆手にとって言葉として表現してみるといいのです。コンプレックスは、それを否定し続けていると、いつしか自分が呑み込まれてしまいます。

男性の場合は、コンプレックスをひた隠しにしている痛々しい人よりも、むしろそれを笑い飛ばせるくらいのユーモアを持っている人のほうがモテます――。なぜなら自分の抱えているコンプレックスから解放されて自由になれているからです。念のために言うと、それは僕のことではありません。学生たちに人生の先輩としてそう指導していますが、実際に僕の教えを守った男子学生は恋人ができたり結婚することができました。もっとも、結婚することだけが「幸せの方程式」の時代ではもうありませんが……。「婚活」は古い価値観が消滅する前の最後のあがきです。

次に、継続できないときには、思い切って目標をつくってしまいましょう。脳科学には「偶有性」という概念がありますが、脳は本来「定まっていること（確実性）」と「定まっていないこと（不確実性）」の絶妙なバランスの中で生きています。

勉強が退屈に思えてしまうのは、その人の勉強法のすべてが「定まっていない」からです。時間の区切りもなく、どこまでやったらいいという目標もない。ただダラダラと長時間勉強し続ける。それでは脳のやる気は上がりません。

「目指すべき頂上はあそこですよ」という目標があってこそ、人間は挑戦する気になるのです。

そして、強制や命令に対しては、そうした圧力を「もし自分がやりたいものだったとしたら」というように自分がつくった楽しむべき課題として変換すればいいのです。

たとえば、先生から「これをやりなさい」と言われた瞬間、「そうそう、実はこれ、僕がやりたかったことなんだよね」とすり替えてしまう。しかもただすり替えるだけではなく、それを遊びにして楽しんでしまう。

勉強について言えば、「強制されてやるもの」から、「楽しむもの」に置き換えてしまうのです。

僕自身は、子どものころから学校の勉強を「やらねばならないもの」と思ったことはありませんでした。親から「勉強しなさい」と怒られたことも一度もありませんでした。それでも学校の成績が良かったのは、子供のころから課題を与えられた瞬間に、それを自ら楽しんでしまう習慣を持っていたからです。

いまでも脳裏に残っているのは、幼稚園生のころ、教室の小さな椅子に座っていた自分の姿です。そのころの僕の悩みは、上手に平仮名を書けないことでした。われながら、自分の書く文字を「へたくそだな」と思った僕は、百ます計算ではありませんが、ますが並んだノート二ページ分にぎっしりと「あ」を書かなければ遊びに行けない、と勝手に自分に課題を与えたのです。園児みんなが庭で遊んでいる間、ひとり「あ、あ、あ、あ、あ……」と延々書き続けていた僕の姿を見た先生は、さぞかしギョッと驚いたことでしょう。もっともそれで僕の字が美しくならなかったのは非常に残念なのですが……。

脳をやる気にさせる方法は意外にカンタン！

①コンプレックスを
逆手にとる

②目標をつくる

③課題を楽しむ
＋
遊びながら仕事・勉強をする

→

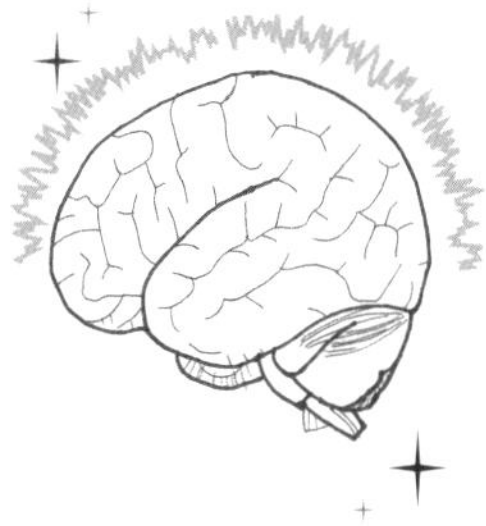

コンプレックスを逆手に取る。目標をつくる。与えられた課題を楽しむ。怠け者の脳をやる気にさせるには、三つの方法があると述べました。実はもう一つ、とっておきの方法があります。それは、「遊び」です。

遊びが成功する秘訣だということは、過去の偉人たちの例を見ても理解できます。

ヴォルフガング・アマデウス・モーツァルトは、類まれな天賦の才を持ち、素晴らしい楽曲を後世に残した天才音楽家ですが、彼こそ音楽を遊びの領域にまで高めることができた人でした。子ども時代から残るエピソードには、目隠しをしてピアノを弾いたとか、後ろ向きにピアノを弾いたとか、神童ぶりを示すものがたくさんあります。完全に遊びの領域で作曲をしていった彼でしたが、もちろんその裏づけとして素晴らしいシンフォニーを書くだけの高度な技術や知識、そしてたゆまぬ努力がありました。

僕の尊敬するアルバート・アインシュタインは、台所でヴァイオリンを弾きながら考え事をしていたと伝記にも書かれています。そうやって考えていたことが即、論文に結晶したわけではないでしょうが、やはり遊びの中で自由に生まれる思考は、のびのびとした豊かなものになるのだと思います。

数学者のピーター・フランクル氏は、ジャグリングしながらいつも数学の問題を考えているそうです。もっとも彼の場合は「数学をやっている」といっても女の子には一向にモテないので、ジャグリングを始めたそうなのですが。彼は、ジャグリングにしても数学にしても、どちらでも成功していますが、おそらくそれらを遊びとして心から楽しめているのでしょう。

必ずしも勉強や仕事に直結する保証がなくても、自分が心から「楽しい！」と思ったことには、とりあえずはまってみることも必要です。どのようなジャンルであっても、われわれは遊びの領域にまでその技術を高めることができます。自分の専門分野で遊べる段階にまでくれば、それは「脂の乗り切った」「円熟した」状態にまで到達できているということです。

もしかしたら仕事を一種の遊びとして楽しめなければ、クリエイティブなことは生み出せないのかもしれません。自分自身がどれくらいその遊びを堪能できているかどうかが、そのジャンルにおいて成功を収められるかどうかの分かれ道なのかもしれません。

ちなみに僕のことを少しお話しすると、子ども時代から『赤毛のアン』や『指輪物語』、蝶の研究などたくさんのものにはまってきました。高校時代にはワーグナーのオペラに心酔し、一念発起して『ニュルンベルクのマイスタージンガー』のドイツ語をすべて日本語に訳してみたこともありました。学校の成績にも一向に関係ありませんし、そんなことをしてもまったく意味はないのですが、その遊びに集中していたときの感覚は忘れがたいものがあります。

ところが、僕が得意げに『ニュルンベルクのマイスタージンガー』を日本語に訳したことを、親友に告げたところ、当時の共通一次試験で全国一位を取ったその天才肌の彼は、冷静にこう言ったものでした。

「それ、ちゃんと日本語のオペラとして歌えるように訳したんだろうね」

実はそこまでは考えていなかった僕は仕方なく、「いや、してない」と答えるしかありませんでした。

「歌えるような訳でなければ、意味がないじゃないか」という彼の指摘は、遊びを極めるためにはもっともな意見だったのかもしれません。

勉強も遊びにしてしまえば楽しくなる

もう少し僕の遊び遍歴をご紹介しましょう。「こんなことをやっていても脳が喜ぶんだ」と思ってもらえれば、恥を忍んでご紹介するかいがあります。

僕が小学生時代に楽しんでいたのは、「登山記録」です。といっても、本当に

仕事も勉強も「遊び」にしてしまう！

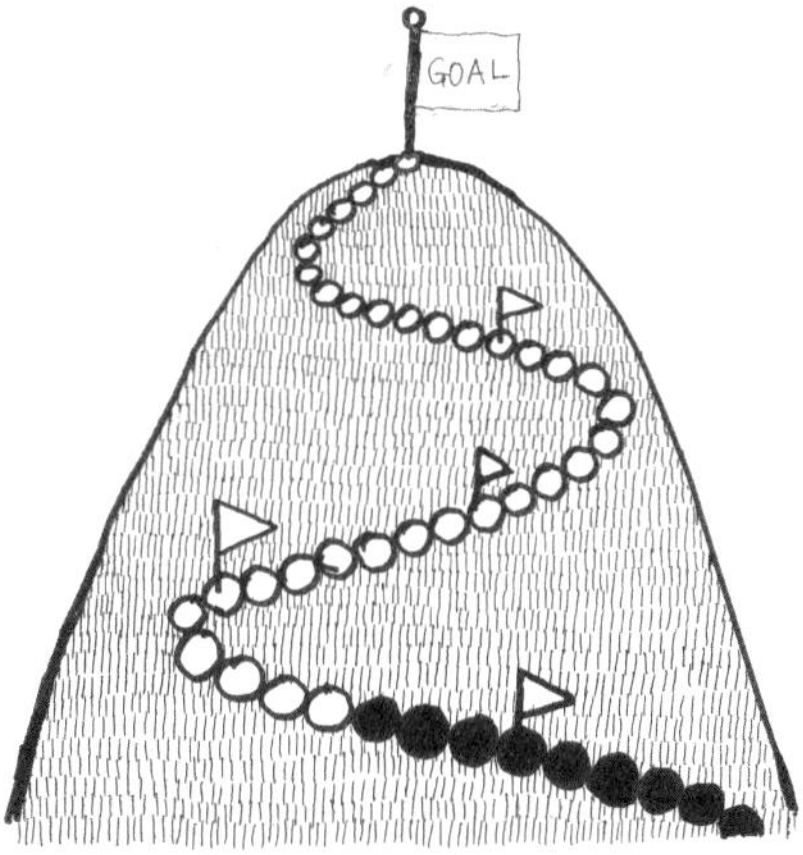

山を登るわけではありません。ドリルを登山にたとえて、「四〇〇日勉強したら、一つの山を登頂したことにしよう」と決めたのです。

これは、当時愛読していた雑誌『山と渓谷』（山と渓谷社）からヒントを得たものです。山登りが好きだった僕は、雪山の美しい写真が満載の雑誌が好きで、いつも持ち歩いていたのですが、あるとき、「勉強も登山にしてしまえばいい」と思いつきました。

まず紙に山を描き、登山ルートを描き込みます。「ここが五合目」とか、「ここは難所」などといった設定も細かく決め、一歩一歩を小さな〇（マル）で描き込んでいくのです。そして、一日一時間勉強するごとに、その○を一つずつ塗りつぶしていく。それが全部黒で塗りつぶされたら、四〇〇日（四〇〇時間）勉強したことになります。その紙を机の前の壁に貼っておくと、その日から最大四〇〇日はその遊びで楽しむことができます。

ほかにも中学校時代から大学生くらいまで、「個人オリンピック」を開催したこともあります。

「個人オリンピック」は三か月に一回行われます。種目はマラソンや短距離、腕立て伏せや腹筋などいろいろあって、自分で決めた日にちに合わせて、三カ月間、トレーニングを重ねます。

当時は僕も成長過程にありましたから、当たり前のように、毎回新記録が達成されましたが、あるときマラソン競技で、いつもなら六分台だったところが四分数秒にまで縮められたことがありました。そのときの爽快感、身体の感覚はいまでも覚えています。ちなみに「個人オリンピック」は、一九八四年のロサンゼルス・オリンピックをもって閉会しました。

自分の好きな世界にとことん没頭して遊ぶという経験は、子ども時代の蝶を取るために毎日駆け回っていたころも大人になったいまも、基本的に変わりません。遊びがワクワクとした精神の高揚をもたらしてくれます。それを積み重ねていくことで、次第に「遊びの上級者」になれるのです。

ベストパフォーマンスは脳の「フロー状態」から生まれる

陸上競技選手のウサイン・ボルト選手が世界新記録を出したときの走りを覚えていますか。まるで遊びのかけっこのようにリラックスしてゴールを切った様子に、世界中の人が驚いたはずです。

あのときの彼のような状態を「フロー状態」と言います。完全に集中して最高のパフォーマンスを出しながらも、どこかリラックスしている状態を指します。

「フロー状態」の一番分かりやすい例は、遊びに熱中している子どもです。

たとえばゲームなどで遊んでいる子どもは、完全に没我の境地で集中していいます。「この敵を倒せば、このラウンドをクリアできる！」というときに、子どもに何か話しかけてもほとんど聞いていません。それほど集中しているのですが、その一方ではリラックスしてその遊びを楽しんでもいるとも言えます。

このような状況が、実は脳としては最大の力を発揮しているのです。

それは、生死がかかっているような一大事でも同じことです。

戦国時代の覇者、織田信長の脳も、おそらくはこの「フロー状態」にあったのではないかと思われます。相手を倒して自分が生き残るか、あるいは自分が殺されるかという生死の狭間を生きてきた彼も、どこかで戦自体を楽しんでいた。だからこそ、うつけ者と言われた男が、全国制覇一歩手前まで到達したのではないでしょうか。

同時代人にしてみれば、重苦しい、張りつめた気持ちで戦に臨んでいたのですから、信長ほど怖ろしい相手はいなかったはずです。当時の武将には、緊張しつつも最大のパフォーマンスを発揮できる信長のようなタイプを理解することは難しい。信長の常識破りの行動は予想のつかないことばかりだったはずです。

脳がフロー状態になると、成果は最大になる！

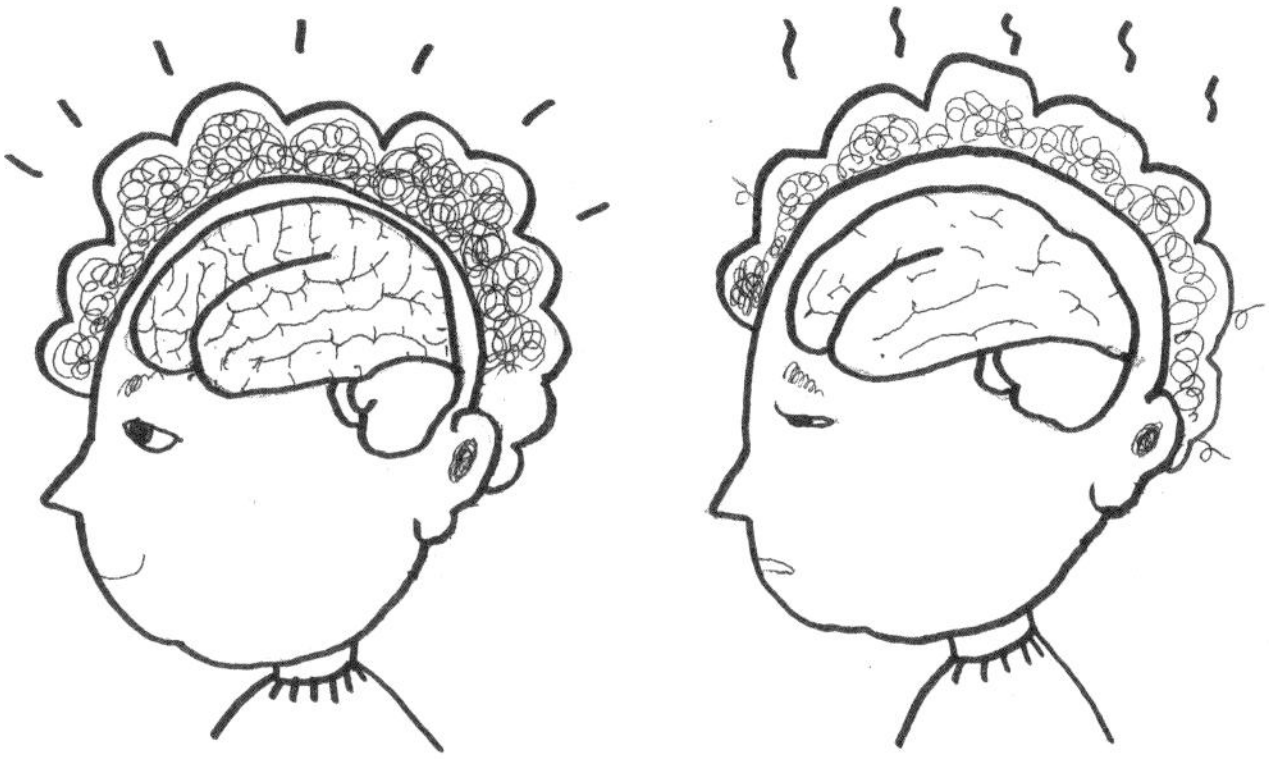

先日、救急医療の現場で働いておられる医師の方からお話を伺ったところ、日々、生死の境にある重病人や大けがをされた患者が運び込まれる現場でも、「フロー状態」は必要のようでした。その方のお話では、重体に陥っている患者さんを救うためには、自分の持てる力のすべてを尽くして治療を施すのはもちろんのこと、どこかでリラックスした状態でなければ絶対にいい結果を導くことはできないそうです。生死がかかり常に張りつめた緊張感の中の現場であっても、どこかでその仕事を楽しんでいるのです。

「いざ！」という局面で勝負強い人間になるためには、極限まで自分を追い込む精神力の強さよりは、むしろ自分の置かれている状況を楽しむくらいの余裕を持つことが必要なのです。

この章では仕事や勉強を遊びにすると脳が喜ぶこと、そのためには自分が好きなことや得意なことに熱中することが特に効果的で、その極限がフロー状態であることなどを述べました。次章では、いよいよ脳をやる気にさせるコツをお話ししていきましょう。

1章のまとめ

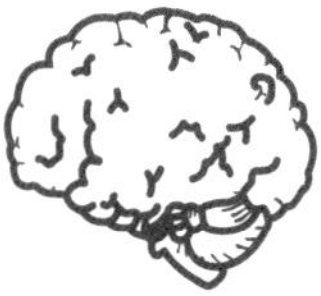

・人間の脳はもともと怠け者である。

・脳がやる気になるかどうかは、前頭葉が果たす役割が大きい。

・①コンプレックス、②単調さ、③強制や命令といった要因があると、脳はやる気をなくす。

・脳にやる気のスイッチを入れるには、「コンプレックスを逆手に取る」「目標をつくる」「自分自身の課題を設定する」という方法がある。

・脳を遊んでいる状態にすると、勉強も仕事も楽しむことができる。

・リラックスしながら集中している「フロー状態」のときに、脳は最大限の力を発揮する。

2章

脳は「記録」されたがっている

制約があるから自由を楽しめる

どのようなスポーツにも制約（時間制限とルール）、そして記録（スコア）が必要不可欠であるのは言うまでもありません。そして実は、勉強や仕事の効率を上げるためにも制約と記録の二つは絶対に欠かせないのです。

意外に思うかもしれませんが、脳はある程度の制約がないと自由に楽しむことができません。この場合の制約は強制や命令とは異なります。すべてが自由だとかえって面白くない。決められた制約（時間とルール）の中で自分なりに結果を出していくことに、工夫と面白みが生じるのです。

子どものころには、僕も仲間たちと日が暮れるまで夢中になって野球で遊んだものでした。しかしいくら楽しくても、朝から晩までずっと同じことを繰り返していれば、好きなものでも飽きてくるし体も疲れて集中力も散漫になります。凡

制約や記録があるから、スポーツも楽しめる

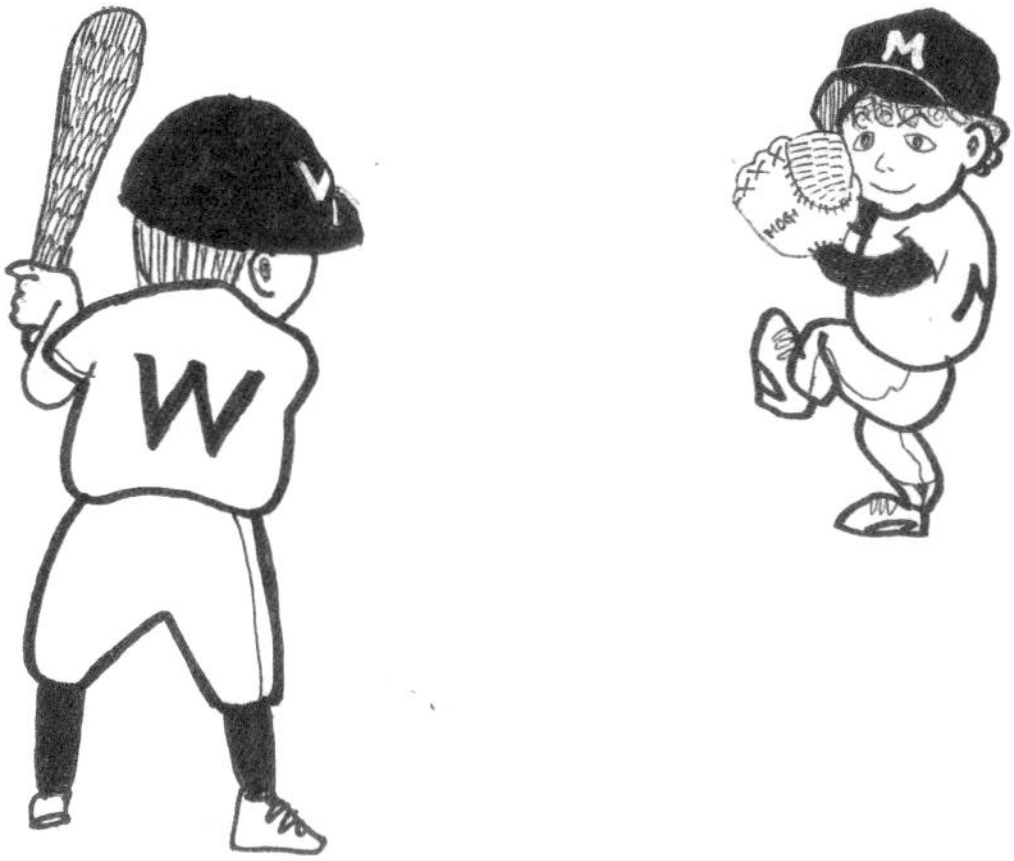

ミスやエラーばかりになって、大好きな野球も楽しめなくなってしまいます。
　ゲームにルールは必要不可欠です。
　たとえば野球で打球が外野フェンスを超えたらホームラン、ストライクが三つで三振というルールは記録されているからこそ、いつどこで野球をやっても誰もが安心して楽しめるのです。それがもし、今日は打球が外野フェンスを超えたらアウト、ストライクは四つで三振などとルールがコロコロ変わったら、誰もが楽しめなくなってしまいます。
　そして、きちんとしたルールがあるからこそ、必要に応じてそこから逸脱した変形バージョンのゲームも楽しめるよう

になるのです。たとえば本来野球は9人がチームになってプレーするものですが、人数が足りなければ7人でやってもいい。あるいは二塁をなくして、三角ベースにして遊んでもいいのです。

近代スポーツというのはクリケットにしてもサッカーにしても、ほとんどがイギリスで生まれています。イギリス人はルールをつくるのがとてもうまくて、どんなスポーツであっても、こうすると面白いというルールをうまくつくり出します。その根底には、決められたルールを守るというジェントルマンシップが流れています。

バンクーバーオリンピックで人気になったカーリングも、イギリス連合王国のスコットランドが発祥で、カナダでスポーツとして確立しました。見ていると実に面白い。

どちらの石が中心に近いかで勝負が決まりますが、中心から遠いほうのチームが自ら負けを認めて、石をさっと除けるジェントルマンシップが息づいています。負けを悟った側が自ら認めてゲームが終わるという美学があるのです。

レコーディングダイエットはなぜ成功するのか

スポーツでもう一つ記録するべきなのは、スコアです。スコアを記録しなければ、試合は何イニングス目で、得点は何対何なのか、把握することも難しくなります。どちらが勝っているか確認するために、いちいちプレーを中断したら、その競技そのものに集中することも楽しむこともできなくなります。

また成績を記録するからこそ、昨日と今日の違いをはっきりと認識できます。昨日よりよくなったから、明日はもっと頑張ろうと励みにすることもできるし、自分の実力も客観的にとらえることができます。

たとえば野球のイチロー選手が、シーズン中のヒットが二〇〇本に手が届くかどうかというときに、これまでの記録が曖昧《あいまい》だったらどうなるでしょう。

「イチローさん、すいません。ちょっと記録係がへまをしてしまいまして、正確な記録が保管されてないんですよ。たぶんいまのところ一八〇か一九〇か、ま、それくらいだと思います。あと一〇本か二〇本で二〇〇本になりますので、よろしくお願いします」

そんなふうに言われてやる気がアップする人はいません。

記録することは、「メタ認知」を働かせることにほかなりません。自分をあたかも外から観察しているかのように認識する能力。これを「メタ認知」と言います。

『いつまでもデブと思うなよ』の著者、岡田斗司夫さんが実践して話題になった「レコーディングダイエット」は、ひたすら食べた物を記録していく方法ですが、それは脳の働きから見て理に適ったダイエットとも言えます。自分が毎日何を口にしているのか、事細かに現状を把握する作業ですから、ダイエットしている自分をメタ認知していることになります。

レコーディングダイエットは、ダイエットと言ってもただひたすら記録するのみ。それなのに岡田斗司夫さんは、食べた物と体重を毎日記録しただけで10キロも痩せたそうです。

メタ認知とは自分を客観視する能力。

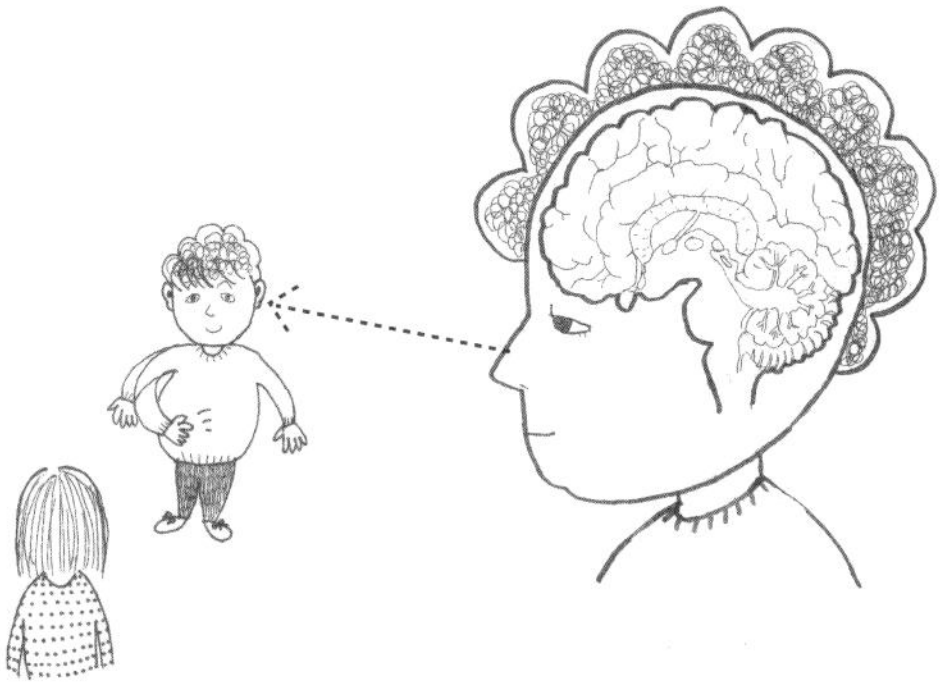

先に述べたように、スコア＝記録はあらゆるゲームに欠かせない要素です。

僕が二〇歳前後にやっていた記録系の遊びに、「自分ＧＤＰ」があります。自分がやっていて意味のあると見なしたさまざまな活動の時間と結果を計算し、一日の「自分ＧＤＰ」として概数を割り出し、生産性を記録するのです。１を標準としてそれより効率がよければ、生産性指数を１・１、１・２、１・３とし、低ければ０・９、０・８、０・７とします。

そのルールはもちろん自分で決めます。

僕には昔から「モーツァルト・モード」と呼んでいる状態がありました。周囲から、

「今日はお前、ちょっとハイテンションすぎるぞ」と言われるような、行動も精神も勝手に暴走してしまっているような状態です。そのときが「自分GDP」的には、だいたい最高の1・3レベル。反対に「今日はどうもやる気が出ない」というローテンションのときには、最低の0・7レベルがつきます。これを基準にして、毎年「自分GDP」を割り出す活動を、青春時代に行っていたのです。

結果的に、この「自分GDP計算」は二年間で終了しました。飽きた、というよりも、わざわざ記録せずとも自分の脳の活性化状態を理解できるようになったからです。「今日は、1・3レベルで絶好調だな」とか、「今日はどうも0・9レベルだ。へましないようにしよう」などというように、体感覚で察せるようになったのです。

この経験を通じて、僕は二つの大切なことを学ぶことができました。

ひとつは、人間というのは生産性を高めることができるのだということ。もうひとつは、不調なときには無理をして作業を続行するよりは、気分を切り替えて別の作業に集中したほうがいいということ。

何かの作業をしていて「どうもやる気が出ない。0・7レベルだな」と思ったら、それを切り替えて別の作業にしてみると、とたんに1・3レベルの成果が出せたこともありました。

僕は、いつもストップウォッチを利用しての勉強法をお勧めしているのですが、これも自分の仕事の効率に対する「メタ認知」を高める方法です。ある原稿を書いていても、「どうも詰まってしまって順調に進まないな」と思ったら、ぱっと席を立ち、別の作業をするなりシャワーを浴びるなりして気分を変えたほうがいいのです。そのためには常にストップウォッチを用意しておき、ある程度の時間が経過したら機械的に一度作業を止めて、改めて再び作業を開始する習慣を身につけると効果的です。もっとも、メタ認知の感覚がつけば、もうストップウォッチはいりません。

そういう意味では、仕事や勉強の引き際のよさを身につけることができたのは、記録する経験がベースにあったからなのです。

名人は生きざまを記録する

僕以外の話もしておきましょう。

新橋で「京味」を営んでいる日本料理の巨匠、西健一郎さんにかつてお話を伺ったところ、彼はその日に出した料理の数々を、その夜のうちにすべて記録しているとのことでした。それは同じお客さんに二度同じ料理を出さないための、西さん流のきめ細かな配慮でしたが、西さんほどの巨匠でも書くという作業を通じて自分の行動を記録されていることに、その仕事に対する真摯《しんし》さと共に感じ入ったものです。

文化勲章を受章した京都学派の梅原猛さんにお会いしたときに、記録について面白い話を聞きました。梅原さんは大学院生のときに学生結婚したのですが、給料は文部省（現・文部科学省）から支給される研究費だけで、当時、生活に余裕がありませんでした。それにもかかわらず、当時、将棋の駒を使った野球ゲームに熱中していて、想像上の野球のリーグ戦の記録をノートに取っていたそうです。それが奥さんに見つかってしまい、「あなた、何やっているんですか」と怒られたそうです。

結婚して一家の大黒柱にならなくてはいけないのに、あの偉大な梅原さんが将棋の駒を転がして野球ゲームに熱中し記録を取っていたと聞くと、なんとも微笑ましい話です。他人にとっては何の意味もないことかもしれない。そういう独り遊びは誰かに評価されるためにやっているわけではありません。

でも、人生のある時期にそうした独り遊びをしておくと、後々の人生で思わぬところで仕事につながっていくことはあります。

さて、これまでご紹介してきた記録系の遊びは、そのほとんどが独り遊びに近いものでした。しかしこれらの「記録系の遊び」には、ある共通点があります。

それは、過去を振り返らない、という点です。レコーディングダイエットは、ダイエットを遊びとして楽しんで取り組めることから、成功の確率が高くなるのです。

従って、結果が出せなくて「なんて自分はダメなんだ」と落ち込む必要も、ダイエット中に「今日はこんなに食べてしまった……」と後悔する必要もないのです。結果がさんたんたるものだったとしても、それを反省して次につなげよう、と真面目に考えなくてもいいのです。

反省も時には必要ですが、あまりやりすぎると後ろ向きの思考法が身につく弊害もあります。

インターネットは遊びをビジネスに変換した

記録を遊びにしてビジネスチャンスを広げているのは、インターネットのサービス事業です。

最近僕は、なぜこれほどまでインターネット上のサービスとして、ブログやミクシィ、ツイッターが人気を博したのかということについて考えを巡らせていました。

現在多くの人が、ネット上で自分の日記や思いついたことをつぶやいたりしていますが、もしインターネットがなかったら、ノートに自分の日記を書き綴っていたかというと、おそらくそうではないでしょう。ユーザーは日記にはない魅力を、ブログやミクシィ、ツイッターに見出したのです。

自分一人で書く日記は、読む人間も基本的に一人なので読者がいません。もちろん、だからこそ自分の本音がありのまま書ける利点がありますし、長い文章を書くことで、確実に文章力もアップします。

一方のブログなどのインターネットサービスには、評価がスコアとして記録されるゲーム的な要素が加わります。他人が読むことが前提となっているため、そこには他者からの評価が入り込むのです。定期的に読む読者もつくし、コメントも寄せられる。ツイッターのフォロワーが何人かということも、自分の発言に対する評価の表れです。不特定多数が自分の発言に対してコミットしてくることに関しては、よい面も悪い面もあるでしょうが、少なくともさまざまなフィードバックを得ることができます。そこで、脳の中の遊びの回路が刺激されているのです。

ビジネスにおける成功の法則は、遊びとして人々が楽しめるかどうかです。あとはいかにしてその領域の幅を広げ、そこに技術や経験、ネットワークや人脈を投入できるかどうか。それができる人や企業は必ず伸びます。

生きることは「記録」すること

僕自身、ブログを始めた最初の日のアクセス数は、いまでも忘れもしない一〇〇という数字でした。今はおおよそ二万です。アクセス数を上げることを目的にブログを書いているわけではありませんが、やはりほかの人が読んでくれているのかどうかまったく分からない状態で書き続けているよりは、確実にやる気アップにつながり、楽しさも増します。

とはいえ、ただアクセス数が伸びればいいというものでもありません。そこでは常にアクセス数という客観的な評価と、自分が納得できるレベルのものを書いているという主観的な評価との間で葛藤を持ち続けていくべきでしょう。

僕は日本語のブログのほかに英語のブログも持っています。かれこれ五年ほど前から始めているのですが、日本語のブログを毎日更新しているのに比べれば更新頻度は低く、気が向いたときしか更新していませんでした。

それに気がついたのは一年ほど前のことで、ふと思い立ち、「そう言えば一年間にどれくらい英語のブログを書いているんだろう」と調べたところ、年間最大で七〇本くらいしか書いていませんでした。

このことに気づけたのも、年間どれだけ更新をしたのかという簡単なチェック機能がブログにあったからです。一目瞭然で更新頻度が分からなかったら、もしかしたら「自分はそこそこ英語のほうも書いている」と満足してしまっていたかもしれません。事実に気づいて以来、英語のブログも毎日更新するように決心して実践しています。

さて、「記録する」という行為そのものはとても重要なのですが、「記録するだけでは物足りない！」という人にはもう一歩進んだ方法をお勧めします。それは「記録＋五段階評価記録」です。

たとえば「今月は本を一〇冊読もう！」と目標を立てたとします。実際にどういう本を読んだのかメモしていくだけでもいいのですが、さらに夏目漱石の『坊っちゃん』を4、シェークスピアの『真夏の世の夢』を5というように、その本の内容を自分なりに五段階評価をして併せて記録していくのです。あくまでも自分の率直な評価で構いません。

こうして記録しながら読んでいくと、自分の本に対する目利き度を向上させることができます。たとえば、「読む前は3レベルだと思っていた本が、意外なことに最高レベルの5だった」というように、自分自身に変化が表れます。「最近2レベルの本しか読んでいない……」と思っても、ここでも反省する必要はありません。わざわざ反省しなくとも、そのうちに本の鑑識眼が上がり、意識しなくても高いレベルの本ばかりを手に取るようになってきます。

記録するだけでなく、評価もつけると目利き力がアップする！

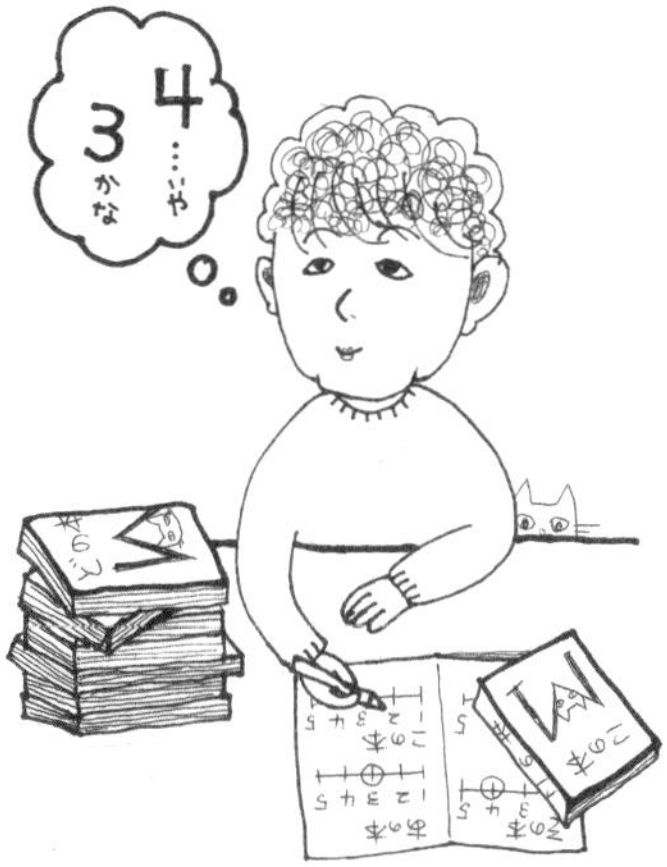

考えてみれば、スポーツあるいは日記にかぎらず、日常生活を見渡してみても、僕たちの身の回りは「記録」であふれています。会社の業績の記録は「決算書」であり、会議の内容の記録は「議事録」であり、ビジネスパーソンの仕事の内容の記録は「業務日誌」であり、将棋の対局の記録は「棋譜」です。

同じように、家計のやり繰りの記録は「家計簿」であり、学校の成績の記録が「通信簿」であり、自分の健康の記録は「健康診断表」です。

この章では仕事であれ勉強であれ

スポーツであれ、「記録」することは「メタ認知」を働かせること、記録とは書くことにほかならないことをお話ししました。次章では、「偶有性」の概念から「書く」ことの重要性やパワーについて説明していきます。

2章のまとめ

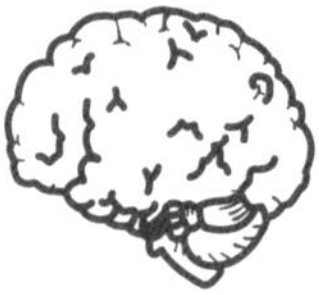

・脳は制約があるほうが自由に活動することができる。

・「メタ認知」とは、自分をあたかも外から観察しているかのように認識する能力である。

・記録とは、自分自身の行動を「メタ認知」することである。

・不調なときに無理して作業を続けるよりは、別の作業に切り替えたほうが、脳はやる気を出す。

・客観的な評価と主観的な評価との間の葛藤を持ちながら、記録する。

・五段階評価で記録する習慣を持つと、目利き力が上がる。

3章

なぜ書くだけで願いが叶うのか

人生とは偶有性という名のオセロゲーム

現代の脳科学において最も重要な概念のひとつに「偶有性」があります。「偶有性」についてはこれまでも述べてきましたが、ある程度「予想がつく事柄（確実性）」と、「予想がつかない事柄（不確実性）」とが混ざり合っている状態のことで、「どのように変化するか分からない性質」のことをいいます。

「偶有性」は、たとえるならばオセロゲームみたいなものです。

オセロゲームで使われる石は白と黒がそれぞれ表と裏になっていて、戦局によって白い面が黒い面にひっくり返されたり、黒い面が白い面に返されたりすることが常に起こります。ある局面にきたとき、盤面に黒石をポンッと置くと、挟まれた白石がパタパタッと、黒になってしまう。また別の局面では、逆に黒が白になることもあります。

人生はオセロゲームのように偶有性に満ちている

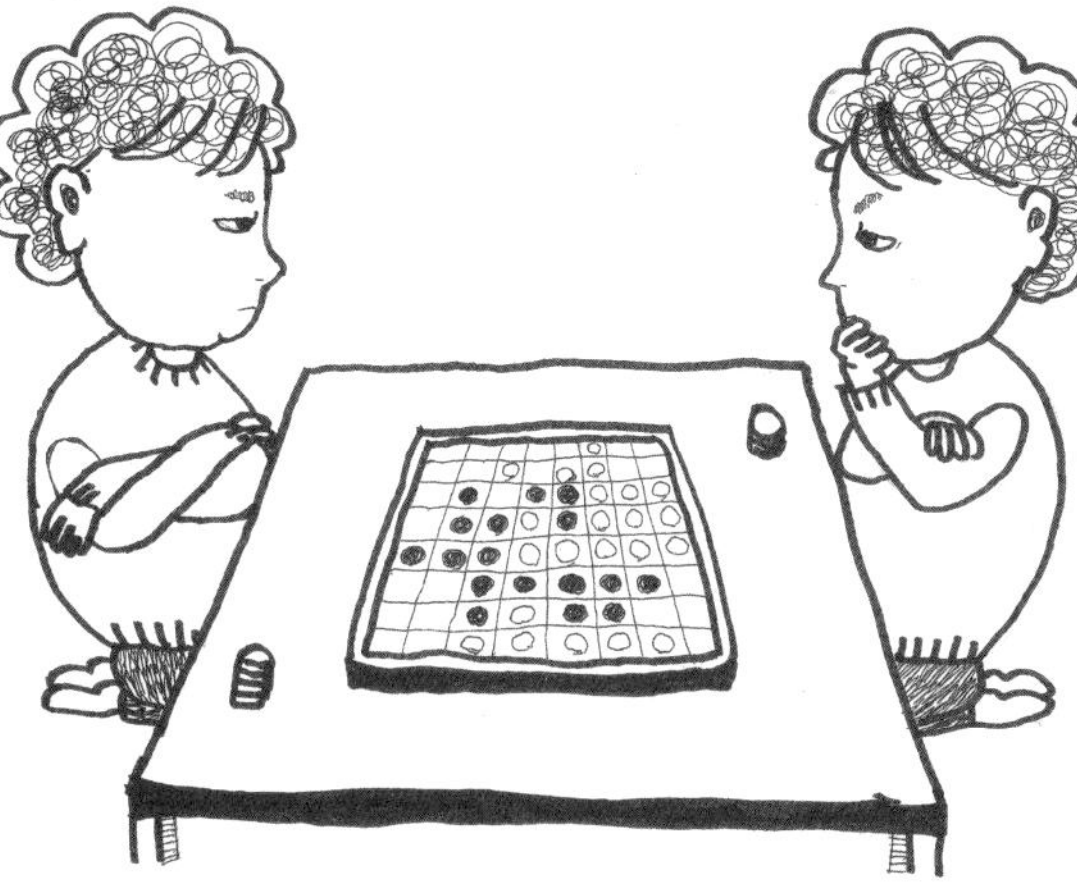

スポーツはまさしく、この予想がつくことと予想がつかないことがうまくミックスされています。ルールは定まっているけれど、局面はどんどん変化していく。野球やサッカーはもちろん、将棋のような対局でも、一瞬で局面が変わって、どちらが有利なのか、また逆転はあるかもしれないという偶有性に満ちているから、プレーしているほうも見ているほうも面白いのです。

人生もそれと同じで、白だと思っていた状況が一転して急に黒に変わったりすることの繰り返しです。地震や洪水などの災害に見舞われたり、事故に巻き込まれないとも限りませんし、勤めている会社が買収されたり潰れたりすることもあるでしょう。まさに「一寸先は闇」で、自分の人生で次の瞬間に何が起こるかはまったく予想できないのです。

事件や事故といった非日常的なことを持ち出さなくても、日常生活にも「偶有性」が満ちあふれています。たとえば、人とのコミュニケーションです。親しい人と会話をしているとき、次に相手が「何を言うか」はそれまでの会話の流れからある程度は予想がつきます。ところが「昨日◯◯にばったり会ったんだ」とか「宝くじが当たった」とか予想がまったくつかない展開に話がそれていくこともある。そういう意味では、何気ない日常会話も偶有性の連続といえます。

偶有性がない会話はつまらない。お酒に酔うと、いつも同じことを言う人がいます。

「俺の若いころは……」

「昔は携帯電話なんかなかったから、連絡を取るのも大変だった」

「俺、〇〇に詳しいんだよね」

たいてい当人の自慢話か趣味の話なので、聞いているほうは「またその話か」と辟易《へきえき》しているのですが、そんなことはおかまいなしに延々と話し続ける。そういう人の話は、予想がつかないことが少なすぎて、聞いているほうは全然面白くありません。

逆に、会話をしていると話題が次から次へと飛んでいき、その飛び方が支離滅裂という人もいます。仕事の話をしていたかと思えば、趣味の話に飛んで、さらに自分の子どもの話にまで脱線してしまう。この場合は、予想がつかない部分が多すぎて、聞いているほうは話の脈略を整理するのに疲れて、ついていけなくなるのです。

「偶有性」の観点からいうと、会話を弾ませるためのコツは、予想がつかないことと、つくことをうまく混ぜるところにあります。予想がつく話をラリーのように続けて、ときどきフェイントをかけてまったく予想のつかない話を織り交ぜる。そうすると、思いがけず生きた言葉が口をついて出るようになり、お互いに満足のいく会話が続いていくのです。もっとも、ときに意識しなくても、あなたの心の働きが「エラン・ヴィタール（生命の躍動）」に満ちていたら、自然に偶有性が生まれるはずです。

『水戸黄門』が長寿番組になった理由

別の例でも説明してみましょう。

「偶有性」をうまく体現したエンターテインメントと言えば、『水戸黄門』です。いつも同じような話ばかりだと思いがちな『水戸黄門』にも、予想どおりの展開と、意外な展開がうまくミックスされているのです。

まず予想がつくことといえば、だいたい八時四十三分くらいになると「印籠」が出てくる展開です。以前に一度だけその予想を裏切って「印籠」が出てこなかったことがありました。すると、抗議の電話が殺到して、なかには泣きながら「ワシはあの印籠が楽しみで見ているんじゃ」と訴えたおじいさんもいたそうです。

そんな『水戸黄門』にも予想がつかないことがあります。それは由美かおるさんの入浴シーンです。

二〇〇九年の放映で入浴シーンは累計二〇〇回となり、同じ回で由美さんはレギュラー出演七〇〇回を迎えたそうです。ということは、だいたい四回に一回くらいは入浴しているということになります。これほどまでに由美かおるさんの入浴シーンが多いのは、そのシーンを楽しみにしているお父様たちがたくさんいるということなのでしょう。

おそらく、毎回入浴シーンがあれば、当たり前になってしまって、いつも見ようという気が起こらない。四回に一回程度の割合だと、「今日は見られるかもしれない」と期待して、テレビの前に座る。それがいつ放送されるか分からないところが偶有性であり、確実性と不確実性がほどよくミックスしているところが、『水戸黄門』の人気の秘密にもなっているのです。

もう一つ『水戸黄門』には予想がつかないことがあります。それは「印籠」を出してても、悪代官たちが納得してくれなくて「もはやこれまで」といって黄門様に斬りかかっていくことです。

これも毎回起こることではありません。予想がつかない展開はちょっとしたサプライズになり、視聴者をハラハラドキドキさせます。『水戸黄門』という番組を考えただけでも、いかに予想できるものと、できないものが混在しているかがお分かりいただけるでしょう。

消費者はサプライズを求めている

このように、偶有性は、人と人とのコミュニケーションや興味の対象を支配しています。偶有性についてマーケティングの例を使ってもう少し説明すると、今までの商品の焼き増しでしかないものには消費者はあまり興味を持ちません。逆に、サプライズすぎるものにも関心が向かないところが面白いところです。

テレビ番組をビデオテープに録画することが主流だった時代のことですが、ソニーが二〇〇二年に「コクーン」というHDDレコーダーを発売しました。この商品は、ハードディスクに録画するという新しいスタイルの記録方式で、EPG（電子番組表）を使った録画予約や、キーワードを登録するだけで、条件に合った好きな番組を自動録画してくれたりと、当時としては画期的なものでした。ところが、これがあまり売れなかったのです。汚名返上とばかりに、二〇〇三年に発売された「スゴ録」というDVDレコーダーは、名前のとおりものすごく売れました。

なぜ「コクーン」は売れなくて「スゴ録」が売れたのかというと、「コクーン」は飛びすぎていたからです。それまでの消費者の経験からすると、テレビ番組はビデオテープに録画するものだと思っているから、EPGを使ってHDDレコーダーに録画するなんてことは、想像を遥かに超えた予想のつかないことだったのです。予想のつかない要素が多すぎると、かえって自分がどのようにしてそれを使ったらいいのか想像することもできないため、興味を持つに至らないのです。

そもそも「コクーン」という名前がカッコよすぎたのかもしれません。それに対して、どうしようもない……と言ってはなんですが、とても親しみやすいネーミングの「スゴ録」は売れました。

このように今までの消費者の予想どおりの商品は人々の興味をひかないものですが、逆にサプライズすぎると、これもまた全然売れないものなのです。


同じことは異なる業種の商品についても言えます。

たとえばビール。消費者の予想をちょっと上回る「ザ・プレミアムモルツ」は売れました。すでに「モルツ」がブランドを確立している中にあって、さらに「プレミアム」という言葉がついたから、「あのモルツよりさらにうまいに違いない」という興味をかき立てることに成功したのです。

要するに、「モルツ」というある程度予想のつく世界と「プレミアム」というなんか未知の味の世界が混ざっていたから、「ザ・プレミアムモルツ」は大ヒットしたのです。偶有性がいかに人間のコミュニケーションを支配しているかお分かりいただけると思います。

脳はバランスの取れた状態を好む

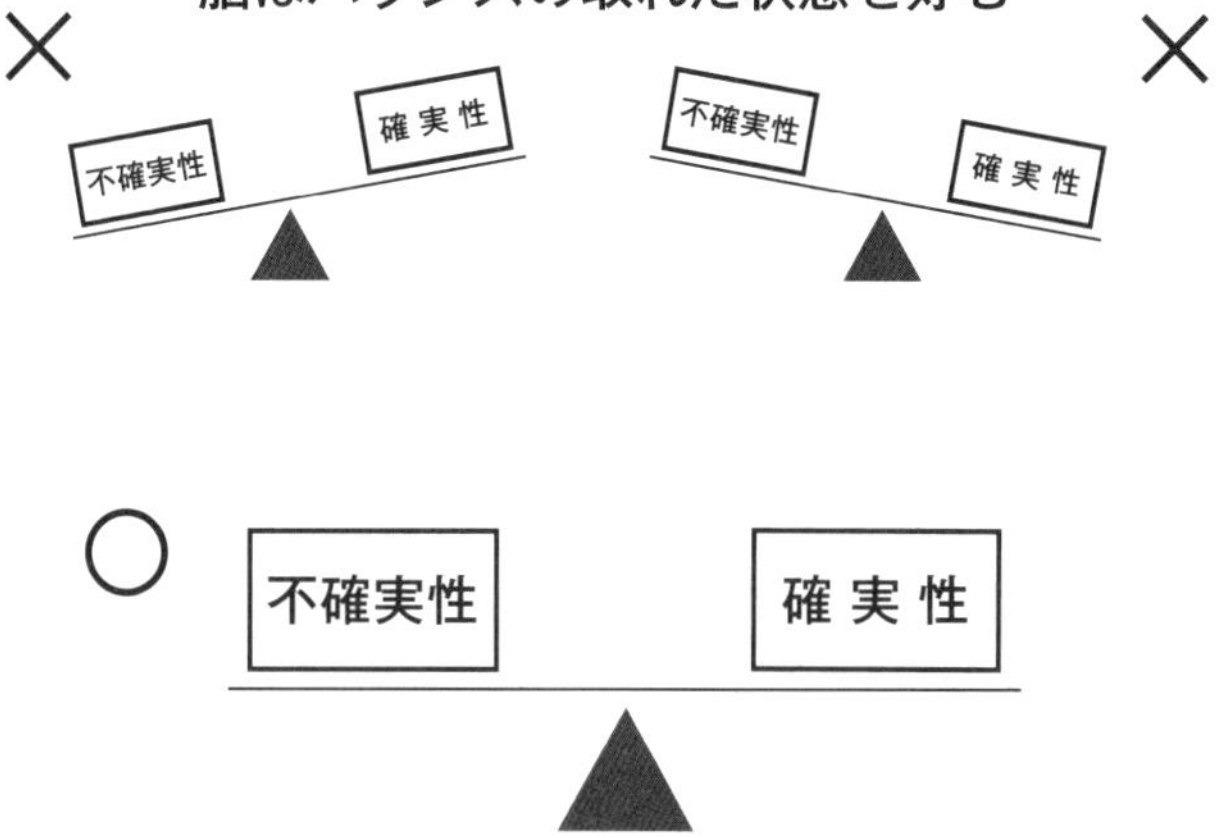

人間の脳は予想できるものと、できないものの割合を一対一くらいに保ちバランスを取ろうとします。そのバランスの取れた状態が脳にとっては、一番楽しいことなのです。

つまり、脳は本来偶有性を楽しむようにできているのです。

なぜそのようにできているのかといえば、人類の歴史を振り返ってみると分かります。

狩猟や採取をしていたころは、天候や季節など自然の条件に左右されながら生きていたため、それこそ次の瞬間に何が起こるか見えない状況に置かれていました。いまよりずっと偶有性に満ちた社会であったはずで、そのような状況にも適応できるように進化してきたのが人間の脳なのです。

何が起こるか分からない状態を楽しむ気持ちは、進化の過程で脳が身につけた生きる知恵といえます。そのことが分かれば、次に何が起こるのか分からない局面に立たされたときも、「これは何だか分からないけど、もしかしたら面白いことが起こるかもしれない」と偶有性を楽しむことができ、人生の見え方も変わってくるはずです。

繰り返しますが、脳は確実性と不確実性のバランスの取れた状態を好みます。会社と自宅を往復する確実性ばかりの生活を送っていては、会社が合併したり倒産するという「偶有性」の荒波に放り込まれたとき、適切な行動を取ることができなくなります。自分が置かれた状況が変化しても、「次のステップに進むチャンスだ」と偶有性を楽しむ気持ちがあれば、その厳しい状況を乗り越えていくことができるでしょう。

無意識に支配される私

突然ですが、「素敵な女性と、困ったオバサンの違い」が分かりますか。

僕はあるときこの違いに気がついて以来、しばしば女性陣に注意を促してきています。といっても、これはもちろん外見上のことではありません。

「素敵な女性と、困ったオバサンの違い」。それは「無意識の垂れ流し」です。


若いころには人間は案外自分が思っていることを正直に口にしないものです。子どものころは思いついたことをよく考えもせず口にして大人に叱られるものですが、思春期を過ぎたころからは、なんとなく自分の思いを胸に秘めるようになります。クラスの「○○ちゃんがかわいい」とか、「○○君がかっこいい」とか、そういうことは気軽に言えても、本当に好きな子のことは誰にも言えなかったり、あるいは自分自身の悩みも口にせず、自分の胸の内で抱え込んで悩んでいるものです。ときには、それがコンプレックスにつながることもあります。
ところがある年齢を過ぎてくると、羞恥心が欠けてくるからでしょうか、思ったことをそのまま口にするようになります。

電車の中や喫茶店など、大勢の人がいる場で、大声で人の噂話をしたり、ふと思いついた感想をそのまま口にしている人は、間違いなく「無意識の垂れ流し」をしています。いまこの場で口にするにふさわしいことなのか、周囲にどういう人がいる場なのか、そもそも相手が自分の話を聞き入れられる態勢にあるのか、それを聞いた人はどういう気持ちになるのか。そういった配慮がないまま生活しているとすれば、無意識を垂れ流して生きているのです。

無意識というのは確かに厄介なものです。「無意識の垂れ流し」をしている人も、たいていの場合は自分が無意識を外部に流出させていることに気づいていない。だからこそ、無意識なのですが……。

自分が心の中だけで感じていることと、外に向けて口にしていいことを区別す

「無意識の垂れ流し」にはなかなか気づかない……

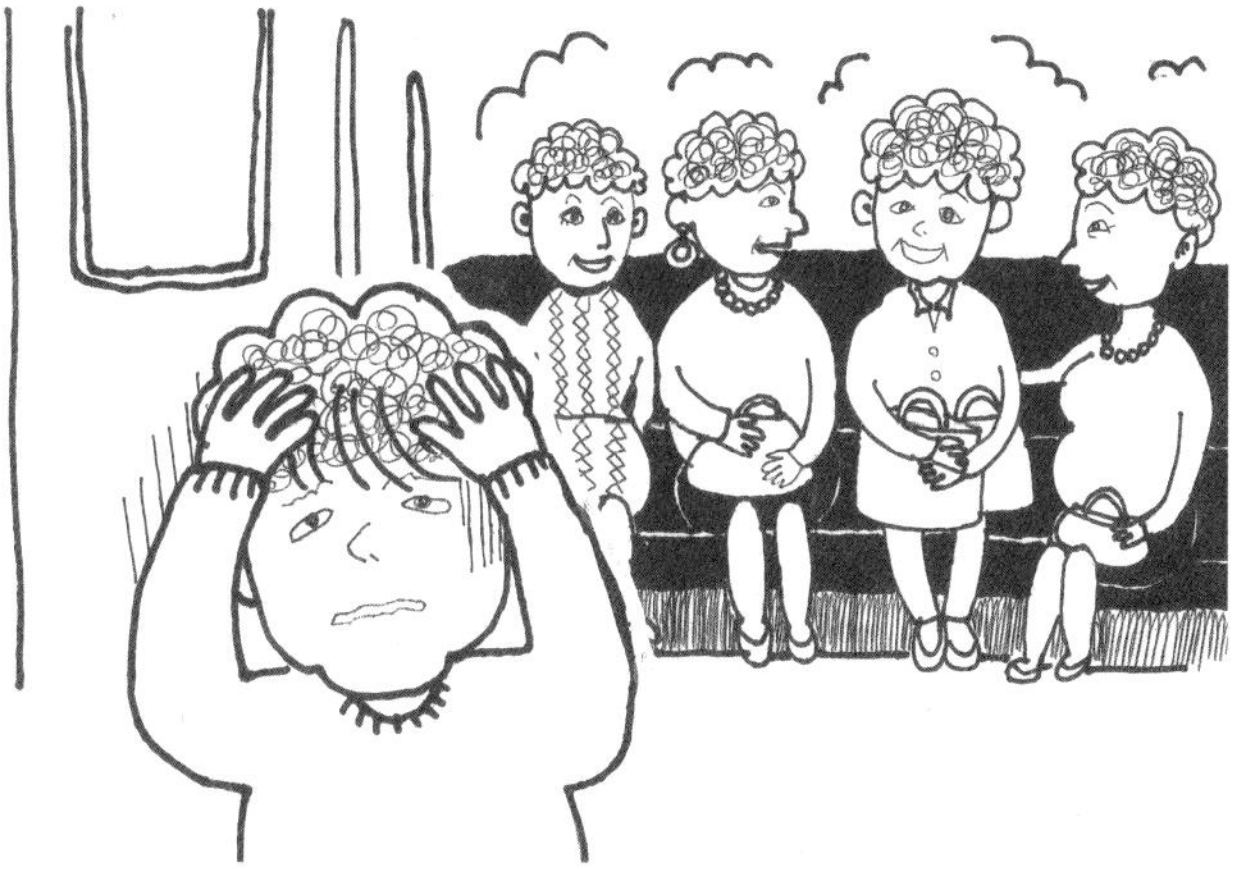

ることは意外と難しく、聖なる峻別といっていいくらい大切なことかもしれません。自分の秘めたる思いはそう簡単には表には出さず、この場では何を言葉にしていいのかを瞬時に判断できる女性は、間違いなく「素敵な人」と見なされるでしょうし、一目置かれます。

ちなみに、男性の場合も同じです。「無意識の垂れ流し」が「素敵な男性と、困ったオジサン」を分ける。自分の心に思い浮かんだことをよく考えもせずに発した一言が、セクハラ発言ととらえられることはあります。何をこの場で言っていいのか悪いのか、よくよく考えれば分かるだろうに、それが無意識の発言であるがゆえに十分考える前に口にしてしまう。何気ない一言が他人を傷つけることもあれば、同時に「こいつは大したことないな」と判断されることもあります。

無意識に向き合う方法

無意識を垂れ流ししないためには、無意識を意識に上らせるプロセスを経る必要があります。言葉を換えれば、無意識を意識化するということです。

この「無意識を意識化する」作業は、フロイトから始まる精神分析でも重要な役割を演じています。少なくとも自分の無意識レベルの願望を意識化することによって、人生を操るハンドルを手に入れることができるのです。

たとえば、「お金持ちになりたい」という願いを持っている人がいるとします。「お金持ちになりたい」と意識している場合はいいのですが、たまにそれを自覚していない人がいます。心の中では「お金持ちになりたい」と強く望んでいるのに、それをはっきりと意識することは恥ずべきことだと思ってしまったりする。

そうすると、その潜在的な欲望は消えることなく、成功した友だちをひがんだり、あるいは、「お金なんて、全然いらないよ」「人生お金じゃないわよ」というのが口癖になったりと、ゆがんだ形で表れてきてしまいます。あるいは「お金持ちではない自分」を恥じ入って、お金持ちの人に対して卑屈になってしまうこともあるでしょう。

得てしてそういう人はやせ我慢をしている場合が多く、心の中ではその欲望に自分が支配されてしまっていることに無自覚です。本当に必要ないのであれば、無理して「お金なんていらない」と言うこともありません。それでも言葉の端々に「お金」の話題が出てくるのは、その人が本当はその欲望に支配されてしまっている証拠です。それが「お金持ちではない」というコンプレックスになってしまっているのです。

もしその欲望を自覚して「私はお金持ちになりたい」と素直に言えるようにな

ったらどうでしょうか。

その場合、まずお金が欲しい本当の理由と向き合えるはずです。

「世界中を旅行したいから」

「もっと勉強したいから」

「独立して会社を興したいから」

お金が必要な理由は人それぞれでしょうが、やみくもに「お金」に対する欲望を抑圧するよりは冷静にその願望に向き合えます。

次に、具体的にお金持ちになるためにはどうしたらいいのかと考えて、その方法を見つけることができれば、その目標達成のために努力をすればいいのです。

つまり「お金が欲しい」願望と素直に向き合うことで、初めて人は具体的な方法を見つけることができるのです。


自分の願望に向き合うことで、今まで支配されていたはずの無意識から解放される。それまで「私」を漠然と取り巻いていたドロドロとした欲望が、正体の分からない怪物ではなく、人生を成功させるためのハンドルとなるのです。

「お金持ちになりたい」という欲望を抑圧すると、
お金が逃げていく……

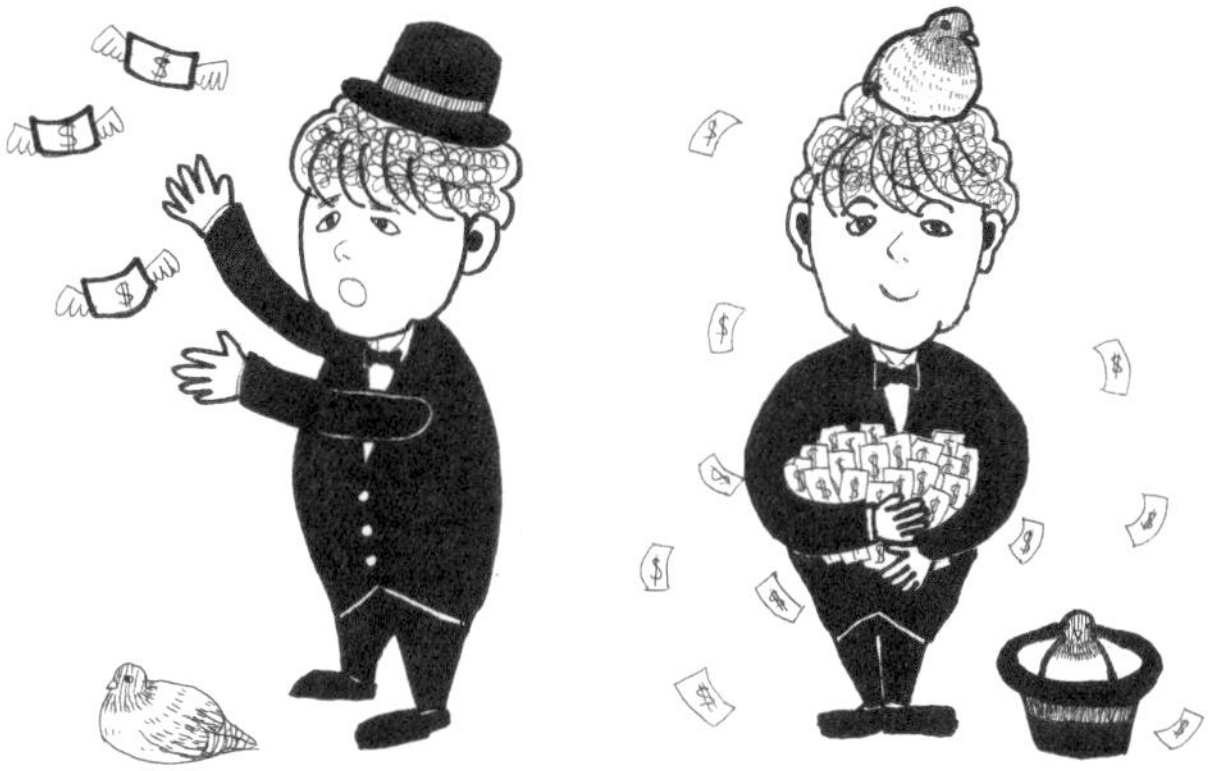

言葉というのは一度口にすればどんどん大きなものになっていきます。その意味では厄介なものでもありますが、それを手に入れれば頼りがいのある武器を手にしたようなものです。

ある形状のものを逆転させてみたり、粘土のように伸ばして変形させてみると、まったく違う別の形に見える。そんな「トポロジーの逆転」ではありませんが、同じつながりを持ちつつも、まったく別の形状になりうる可能性を秘めたもの、それが言葉の威力なのです。

さて、無意識を意識化する有効な方法があります。

すでにお気づきの人もいるかもしれませんが、それは「無意識を言語化する」こと、つまり文字にして書くことなのです。無意識を脳の外に固定することでメタ認知が働き、自分の中ではっきりと意識されることになるのです。

文字を書くと脳の確実性を高める

「偶有性」とは、ある程度予想がつく事柄と、予想がつかない事柄とが混ざり合っている状態のことで、「どのように変化するか分からない性質」のことだと前述しました。

誤解のないように言いますが、「偶有性とは、全部不確実にしなさい」という意味ではありません。人間の脳とは、確実なものと不確実なもののポートフォリオ（組み合わせ方）のバランスを取ろうとします。そのときに、確実なものが多ければ、それだけ不確実なものを積み増せるということです。

たとえば、僕の人生は、ある見方からすれば不確実な要素だらけです。今日は東京で仕事をしているけれど、明日は大阪にいたり、ドイツにいるときだってある。仕事の内容も日によってバラバラです。大学で教えているときもあれば、テレビやラジオの収録のときもある。あるいは論文を書いたり、移動中に本や雑誌の原稿を書いているときもあります。毎日同じ場所に通って、毎日決められた仕事をルーティンワークとしてこなすのとは異なり、不確実な部分があまりにも多いというのが僕の日常です。

にもかかわらず、なぜ案外平気でいられるのかというと、僕の中には「クオリア」(感覚の持つ質感)という確実なものがあるからです。「クオリア」は、僕のライフワークです。偶有性の波にたゆたいながらも、「クオリア」という確実なものがあるから、不確実なものに直面しても不安にもならず、自分自身を失うことがないのです。

人間は「これだけは何があっても絶対に譲れない!」という確実性を持っていれば、災難や不幸に遭遇したとしても根底の部分で揺らぐことはありません。

もともと脳の自然な状態というのは非常に柔らかく、神経細胞は自由にアメーバがうごめいているように活動しています。その中で唯一固いものとして、「記憶」があります。その記憶さえも曖昧で時間がたつと失われてしまいます。そういう意味では、確実なものと不確実なものを考えると、脳には不確実なもののほうが多いということになります。

では、脳の中に確実なものを持つにはどうすればいいのでしょうか。
それは、脳単独で処理せず、脳の外に「固定点」を持つことです。
脳の外に固定点を持つとはどういうことかというと、脳以外に記憶を溜め込める場所を持つことです。もうお分かりですよね。脳にとっての固定点とは、「文字を書いて記録しておくこと」にほかなりません。

人間は、文字を発明してそれを書いていくことで、脳の外に「文字」という固定点をつくることに成功しました。文字を書いて記憶を固定させていくことで確実なものをどんどん増やしてきたといえます。そして、その分不確実なものも積

記録することで人間は確実性を積み増してきた

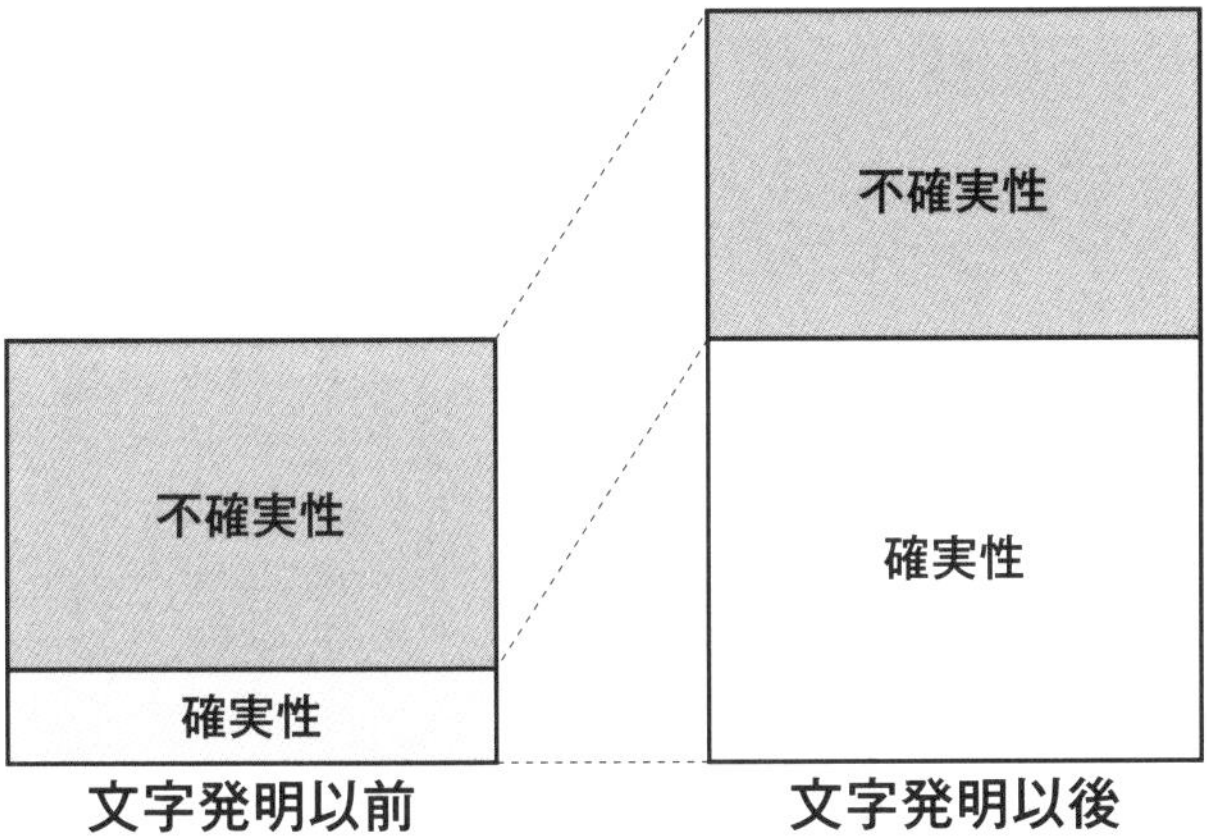

み増していくこともできました。

それに対して動物は文字を持たないため、記憶を外に溜め込むことができません。確実な部分が少ないため、不確実な部分も確実な部分と同じくらい少ししか積み増せないのです。

上の図を見ていただければ分かると思いますが、人間も文字発明以前は、確実な部分よりも不確実な部分のほうが多かったのです。文字発明以降では、確実な部分と不確実な部分が半々になっていて、偶有性のバランスが理想的な方向に近づいてきていることが分かります。

さらにコンピュータやインターネット

の進化によって、記録容量が増大になったことにより、脳はさらに確実性を手に入れて、そのうえにまた不確実性を積み増すことができるようになりました。

実は脳の中の記憶のワーキングメモリーはとても小さな容量しかありません。「勉強した」充実感は一時的に脳に満足を与えますが、それすらも時間がたてば脳はすぐに忘れてしまいます。それを常に思い出させて、もう一度もう一度と、その充実感を味わわせるためには、文字にして記録して、それを脳に再確認させていくしか方法はないのです。

脳の記憶システムの限界を超えるためには、記録しかありません。記録することだけがやる気を継続させることに役立つことなのです。

人は漠然と目的意識を持っているだけでは、どうしても「あれ、なんだっけ」と忘れてしまうものです。書いて脳の外に不動点を築くことで、脳は新たな確実性を手に入れ、そのうえにさらに不確実性を積み増せるようになるのです。

書いたものは脳の資本になる

文字を書くことで確実性を積み増せるとはどういうことでしょうか。分かりやすく説明しましょう。「書いたものは脳にとってのキャピタル（資本）になる」ということです。

イギリスの大英博物館は世界最大の博物館というだけあって、一日ですべてを見ることなどとてもできないほどの展示品を有しています。約七〇〇万点の美術品や書籍などが所蔵されており、それらは二〇〇年以上にわたって延々と収集、保管されてきました。僕はその展示品を見ながら、これだけ膨大な数の美術品を蓄積してきたことが大英博物館のキャピタルになっているのだと感じたのです。

資本主義発祥の国だからでしょうか、イギリスという国は、大英博物館に限らず、何かを蓄積していってそれをキャピタルにするという発想を持った国なのです。たとえば、古い建築物も彼らにとってはキャピタルです。日本では、建築物というのは古くなったら壊して、また新しいものを建てるというのが基本的な発想のようですが、イギリスでは一度建てた建築物は古くなっても壊さずに、補修しながら使い続けます。

ここで言うキャピタルは文化遺産や優れた芸術、偉業のことで、株主資本のことではありません。もちろん、経済的な資本が含まれることはありますが、株式や不動産とは違って価格が下がることもないので、その価値が色あせたり失われることも皆無です。

僕が留学していた、ケンブリッジ大学のトリニティ・カレッジは、国からの補助がなくても運営していけるくらい多くの不動産を持っています。ヘンリー八世が与えてくれた土地をもとにカレッジがつくられました。しかし、トリニティ・カレッジにとってのキャピタルとは、それら不動産をたくさん持っていてお金持ちだから大学運営も安泰だということにあるのではありません。そうではなく、不動産という資本があるからこそ、国からの補助金がカットされる心配や給料が遅配になる心配をすることなく、安心して学問に取り組めるということが、彼らにとっても真のキャピタルなのです。「キャピタルが基盤にあるからこそ、自由に挑戦できるのだ」という考え方を彼らは持っているからです。

別の例で説明しましょう。

これはある作家の人から聞いた話ですが、小説家志望の人というのはたとえ芥川賞を取るような才能のある人でも、受賞できるかできないかという段階ではすでに「もう三、四冊は書きためておけ」と編集者に言われるそうです。それは芥川賞を受賞したときに新作をすぐに出せるようにするという意味もあるようですが、逆に言うと、それぐらい書きためておかないと、作家としてはやっていけないという現実もあるのです。

芥川賞を取ったこと自体が作家としてのキャピタルになるのではなく、賞を取るまでに作家としてのキャピタルを積み上げておかなければ、おそらくその先何年、何十年と作家を続けていくことはできないのです。作家の話は書きためたものが資本になるということの格好の例と言えるでしょう。

僕はこれまでに多くの本を書いてきましたが、本というものは書き上げてしまうと、もういまの自分と関係のないもののように感じてしまうものです。けれども、それらは確実に僕自身のキャピタルになっています。本を書き続けることによって、書いた文字が僕自身の資本になっているのです。

ブログが履歴書になる時代

「はてな」というインターネットの会社の人に聞いたことですが、人事採用するときに、ブログを持っている人がいたら事前にそのブログを見るそうです。ブログを見れば、面接で一〇分ぐらいしゃべるのでは分からないような人間性やその人の活動内容や人柄、スキルまで分かってしまうというのです。ブログがその人の履歴書であり、エントリーシートになっているのです。しかもそこに書かれた言葉は、面接で自分をアピールする以上に雄弁に、その人の考え方や思想をはっきりと語っているとのことです。

僕もブログを始めて、二〇〇九年一一月一二日で一〇年になったのですが、それだけの期間書き続けると、自分自身を取り繕えないというか、自分がどんな人間であるか、読んだ人にははっきりと分かってしまいます。そういう意味では、今やインターネット上でブログを書くということはその人の社会的な評価のひとつのキャピタルになっているのです。文字を書くということは、自分が書いたものが自分にとってのキャピタルになるということです。

逆に言うと、キャピタルのない人は「その日暮らし」になってしまう可能性があります。キャピタルはあくまでも自分の活動の足跡、もっと言えば、「生きざま」です。

分かりやすい例でいうと、自分が会社を興そうとしたときに貯金が一〇〇〇万円しかないときと、一〇〇〇万円あるときでは、その後の会社の運営方針が変わってきます。一〇〇万円しかないとしたら、会社を設立した当初に抱いていた理念や理想を捨ててでも、お金のためにやりたくない仕事もやらなければならないかもしれません。でも一〇〇〇万円あれば、やりたいと思っていた事業にその分だけ思い切って挑戦することができます。

キャピタルがあるということは、お金があるから生活が楽になるという意味ではないのです。キャピタルがあれば、それを元手にして、さらに新しいことや、やりかかったことに挑戦することができます。自分にどのくらいのキャピタルがあるかによって、新しいことに挑戦するときの幅が違ってきてしまうということです。

書くときに脳はどう変化するのか

そもそも人が何か文字を書くとき、脳の中では何が起こっているのでしょうか。人が文字を書くとき、まずは「ウェルニッケ野」というところから、前頭葉の「ブローカ野」に情報が行き、それから運動野を通じて「書く」という作業に結びつきます。

脳は、自分が考えていることを常に把握しているわけではありません。

意識しているから書けるのではなく、書くことで初めて無意識を意識化できる

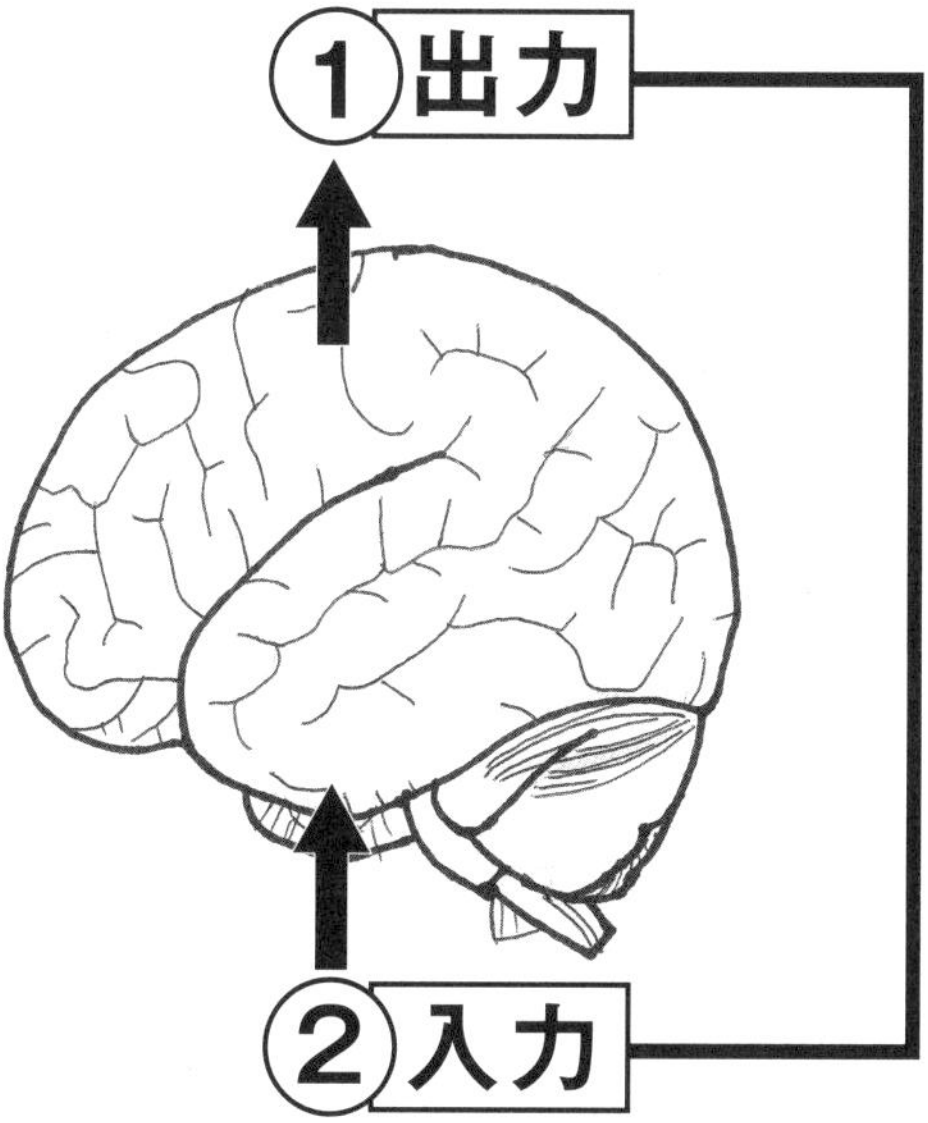

× 無意識 → 意識 → 書く

○ 無意識 → 書く → 意識

むしろ一度外部に出力してみないことには、本人も何を考えているのか分からないのです。

日記を書いている人なら経験があるでしょうが、書いてみて初めて、ビックリすることがありますよね。

「俺ってこんなこと考えていたんだ」

「あのとき、私はこう感じていたんだ」

それこそ「脳で考えていることは、一度外に出力しないと本当には分からない」ことの証拠です。

もともと人間の無意識は、無尽蔵な宝の山のようなものです。

その多くは本人ですら発見することなく一生を終えるものです。それを掘り起こすためには、「書く」作業が必要です。「書く」ことは自分が抱えている無意識と対峙する、唯一のコミュニケーション方法なのです。

願いを叶えたいのであれば、まずは白紙に向かい書く作業をしなくてはなりません。「書くだけで願いが叶う」という言葉の真の意味は、「書かないと願いも叶わない」ということなのかもしれません。

なにしろ、「書かなければ自分の願いも分からない」のですから。

書いた夢だけが実現する

自分の夢を叶えるために一番確実な手段は、「書くこと」をおいてほかにはありません。

実際に周囲を見渡しても「願いを書く」ことを習慣化している人には、着実に願いに向けて歩みを進めている人がとても多いことに驚かされます。

小学校時代に「野球選手になりたい」「宇宙飛行士になりたい」と卒業文集で書いた子どもが、実際に大人になって夢を実現させている話はよく耳にします。

僕が親しくさせていただいている指揮者の佐渡裕さんは小学校の卒業文集に「大人になったらベルリン・フィル（ベルリン・フィルハーモニー管弦楽団）の

指揮者になる」と書いたそうです。世界最高峰のベルリン・フィルでタクトを振ることは音楽家として最高の栄誉ですが、佐渡さんは小学校のときからその夢を抱き続けて、二〇一一年五月にその夢を現実のものとすることになりました。

佐渡さん、本当におめでとう！

僕自身、子ども時代に「アインシュタインのような科学者になりたい」と夢を抱いた一人です。「アインシュタインのような」はさておき、夢を叶えて科学者になったことは確かです。僕の知り合いのライターには、毎年末に翌年の抱負を一〇個書き連ねておくと、必ず八個は実現すると豪語している人もいました。

日記に記す人、紙に書いて机の上に置いている人、夜寝る前に必ず夢を書いた紙を見ている人、「願いを書く」方法は人それぞれです。

大小は別にして、僕自身も文字にすることで夢を叶えてきました。子どものころに『赤毛のアン』にどっぷりと浸ってしまった僕は、ありとあらゆる「非合法活動」をしてアンの世界に近づこうとしていたのです。

子どものころは具体的にどうすればアンの世界に少しでも近づけるのか分から

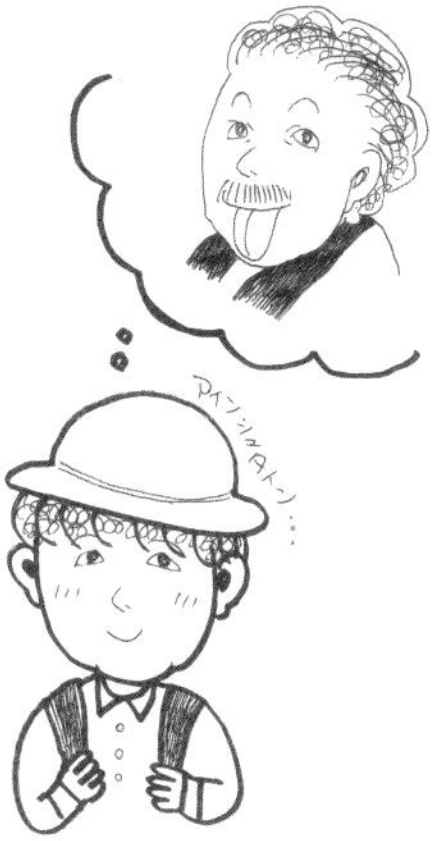

なかったので、学校から見える森をアンのように「お化けの森」と名づけてみたり、カナダ観光局から地図をもらってきては、それを切り張りしてアンの村の地図を勝手につくってみたり、自己流ながらも、ひたすら空想の世界でアンの世界で遊んでいました。そのころ書きためた『赤毛のアン』ワールドのノートは、おそらくいまも実家の片隅に眠っていることでしょう。これは独り遊びに近いものです。

現実の世界で僕がより物理的にアンの世界に近づいたのは、高校生のときのことです。懸賞論文で『赤毛のアン』のことを書いた僕は、カナダにホームステイしながら短期留学をすることになったのです。もっとも『赤毛のアン』の舞台となったグリーン・ゲーブルスと、滞在先のバンクーバーはかなり離れていたことを後から知ったのですが……。

大学に入ってからは『赤毛のアン』の舞台となったプリンス・エドワード島にも行き、心ゆくまでアンの世界を堪能することができました。

僕は子どものころから、好きになった対象を徹底的に調べつくし、その「研究成果」を記録する習性がありました。関連する本を読むだけではなく、自分でもそのことについて延々と書き記していく。その対象は『赤毛のアン』や『指輪物語』のような物語の世界であることもあれば、大好きな蝶の分野だったこともありました。

僕はかつてケンブリッジ大学に二年間所属して研究生活を送った経験がありますが、それまでの僕にとって、ケンブリッジは遥か遠く、自分が実際に行くようになるとは、容易には考えられない神聖な場所でした。その夢が実現したのも「ケンブリッジに行きたい」と強く願い、ケンブリッジ、ケンブリッジ……と、ずっと書いたり、話したりしてきたことと関係しています。言葉にして書いてきたことが大きく作用していると思っています。

僕がケンブリッジに最初に行ったのは一九九三年です。それ以前の僕にとって、ケンブリッジとはニュートンの出身大であるトリニティ・カレッジがあるところであり、藤原正彦さんの『遥かなるケンブリッジ』の世界という認識しかなくて、とにかく遠い憧れの場所でしかありませんでした。

その後ケンブリッジ大学に二年間留学して、そのあとも何回も行くようになってから、ケンブリッジが自分にとってだんだん馴染み深いものになっていきました。

「野球選手になる」と書いて、イチローは夢を叶えた

メジャーリーグのシアトル・マリナーズで活躍するイチロー選手は、小学六年生のときの作文に将来の夢を書いています。実際にイチロー選手が書いた作文をここに紹介しましょう。

「僕の夢は一流のプロ野球選手になることです。そのためには、中学、高校と全国大会にでて活躍しなければなりません。

活躍できるようになるためには練習が必要です。僕は3才の時から練習を始めています。3才から7才までは半年くらいやっていましたが、3年生の時から今までは、365日中360日は、激しい練習をしています。だから1週間中で友達と遊べる時間は5~6時間です。そんなに練習をやっているのだから、必ずプロ野球選手になれると思います。

そして中学、高校と活躍して高校を卒業してからプロ野球選手になれると思います。そしてその球団は、中日ドラゴンズか、西部ライオンズです。ドラフト入団で、契約金は、1億円以上が目標です。

僕が自信のあるのが投手か打撃です。去年の夏、僕たちは全国大会にいきました。そして、ほとんどの投手を見てきましたが、自分が大会ナンバーワン選手と確信でき、打撃では県大会4試合のうちホームランを3本打ちました。そして、全体を通した打率は、5割8分3厘でした。このように自分でも納得のいく成績でした。そして僕たちは1年間負け知らずで野球ができました。

だから、この調子でこれからも頑張ります。そして、僕が一流選手になって試合に出られるようになったら、お世話になった人に招待状を配って応援してもらうのも夢の一つです。

とにかく一番大きな夢はプロ野球選手になることです。」

佐渡裕さんやイチロー選手に限らず、子どものころに書いた自身の夢を実現させた、という話はよく聞きます。

どうして、このようなことが起こるのでしょうか。

書くことで夢が叶うのは、実は脳科学的な視点から考えると、とても理にかなったことなのです。

夢を実現させる脳の「仕組み」

このことを脳科学的に説明してみましょう。

実現する前から「○○になりたい」という言葉を使っていると、脳は夢が叶った未来を先取りしている状態にあります。何かを思い浮かべることを「志向性」といいますが、言葉で未来を思い浮かべることで脳を未来の夢が達成した状態へと導いていくのです。

もう少し詳しく説明すると、脳の本来の状態としては、過去や未来という時間の感覚はなく、現在しかありません。したがって「将来、野球選手になる」とか「いつかプリンス・エドワード島に行きたい」という未来を表す言葉でも脳は、現在のこととして認識してしまいます。

現在という「いま、ここ」にいるだけなのに、人間は自分の未来や過去を具体的に思い描くことができます。それは、人間が「言葉を持っている」からです。言葉は過去、現在、未来といった時制を表すことができます。過去や未来を思い描くことは、人間の脳だけが持つ特殊な能力だといわれています。動物は、言葉を持たないため、それができません。

過去・現在・未来については、「〇〇した」という過去、「〇〇する」という現在、「〇〇するでしょう」という未来の時制の変化がありますが、われわれの体は「いま、ここ」にしかないのに、言葉だけが過去・現在・未来を自由に行き来する。言い換えれば、言葉を使うことで過去も未来も表現することができるのです。別の表現で言うならば、言葉は「タイムマシーン」のように過去から未来まで自由に行き来できるということです。

繰り返しますが、脳は過去や現在、未来という時制の変化を認識しません。過去を表す言葉、未来を表す言葉を使っていても、脳は「いま、ここ」で起こっていることとして認識します。言葉が脳の中で過去、現在、未来を自由に行き来できるタイムマシーンのような存在となり、脳を自由に未来や過去へ連れていってくれるのです。夢を書いておくことで、「言葉がタイムマシーン」となって、現在の自分の願いを未来の自分の姿として脳に送り届けてくれるのです。

「社長になる」「試験に合格する」「好きな女性と結婚する」という夢を言葉として書いたときに、脳は過去・現在・未来を識別できませんから、未来の夢も現実に実現したこととして認識します。

そうなると、脳から報酬物質であるドーパミンが放出されて、脳がやる気を出すのです。やる気を出した脳は実現のためのアクションを次々と思いつき、それを一つひとつこなしていくことで、さらにドーパミンが放出されて、いつの間にか夢が実現していることになります。

言葉が「タイムマシーン」になって脳を導く

書くことで夢が叶うのは、言葉がタイムマシーンとなって、脳を未来へと導いてくれるからでした。実はもうひとつ理由があります。

夢や目標を書くと、
脳から報酬物質であるドーパミンが放出される

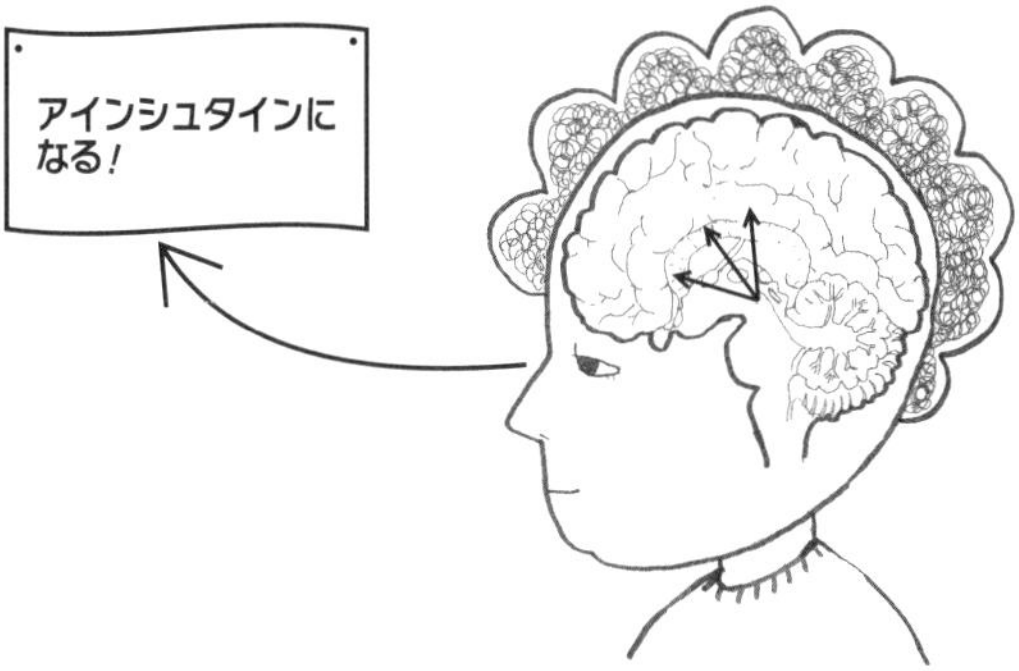

この章の最初で書いたことですが、「脳の自然な状態は、非常に柔らかい」という性質を持っています。脳の中のイメージだけで夢や目標を持っていても、すぐに忘れてしまうという特徴があります。

柔らかさは必要です。一方で、硬さも必要。硬さと柔らかさのハイブリッドなシステムが最も優れたものになる。そして、脳単独で硬さをつくり出すことができません。だから書かなくてはならない。

そこで、叶えたい夢や目標を書いておくのです。書いたものを見るたびに「ああ、そうだ。私にはこういう目標があったんだ」と脳の記憶を司るところに夢や

目標がインプットされ、脳の中に強固な記憶として残っていきます。やる気になった脳の前頭葉が側頭葉から夢を達成するための情報を引き出していく。

もっと簡単に言うと、夢や目標を書いてそれを何度も見ることで記憶が強化され、その記憶が脳の潜在能力に働きかけ夢を叶える力を引き出してくれるのです。

どんなに高い目標でもまず書き出してみる。そしてどんなに時間がかかってもあきらめずに取り組む。くじけそうになったら書いた目標を読み返せば、脳がやる気になって夢や目標へと導いてくれます。

夢や目標は実行しなければ叶うことはありません。その第一歩が無意識レベルの夢や目標を書き出して意識化することなのです。

この章では、なぜ夢や目標を書くことで夢が叶うのか、その理由を脳科学的に解説しました。それは、夢が実現する前から言葉を使っていると、脳は夢が叶った状態を先取りするからでした。次章では、自分の夢を見つける方法、書くことで人生のセレンディピティーに気づく方法をお話しします。

3章のまとめ

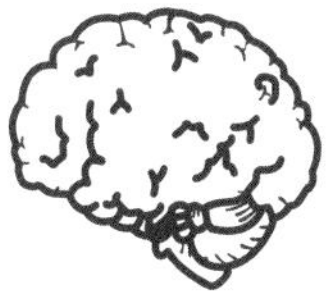

・脳は確実性と不確実性が混ざり合っている「偶有性」の状態を楽しむようにできている。

・脳が何が起こるか分からない状態を楽しむようになったのは、進化の過程で身ににつけた知恵である。

・脳の中に確実なものを積み増すためには、脳の外に固定点をつくる＝文字を書くといい。

・文字にして書いたものは、脳にとってのキャピタル（資本）になる。

・一度外部に出力することによって、脳は自分が何を考えているのか初めて把握することができる。

・過去や未来を思い描くことは、人間の脳だけが持つ特殊な能力である。

・夢や願望を書くと、「言葉がタイムマシーン」となって、現在の自分の願いを未来の自分の姿として脳に送り届けてくれる。

4章

願いを叶えるために自伝を書く

紙とペンを用意する

佐渡裕さんやイチロー選手のように、子どものころから自分の夢がはっきりしている人は、その夢に向かって努力することができます。また、夢を書くことで「言葉がタイムマシーン」となって未来へと導いたり、脳の潜在能力に働きかけてくれるので夢が叶いやすくなります。

一方で、「そもそも自分が抱いている夢もよく分からない」という人もいるかもしれません。

そのような場合は、まず紙とペンを用意して思いつくままを書いてみてください。最初からきちんとした形として願いがスラスラ出てこなくても構いません。ただ、思いつくままに書き進めてみるのです。

人間は自分が考えていることをすべて把握しているわけではありません。自分が何を本当は考えているか。

書き始めると、自分の夢や願望が見えてくる

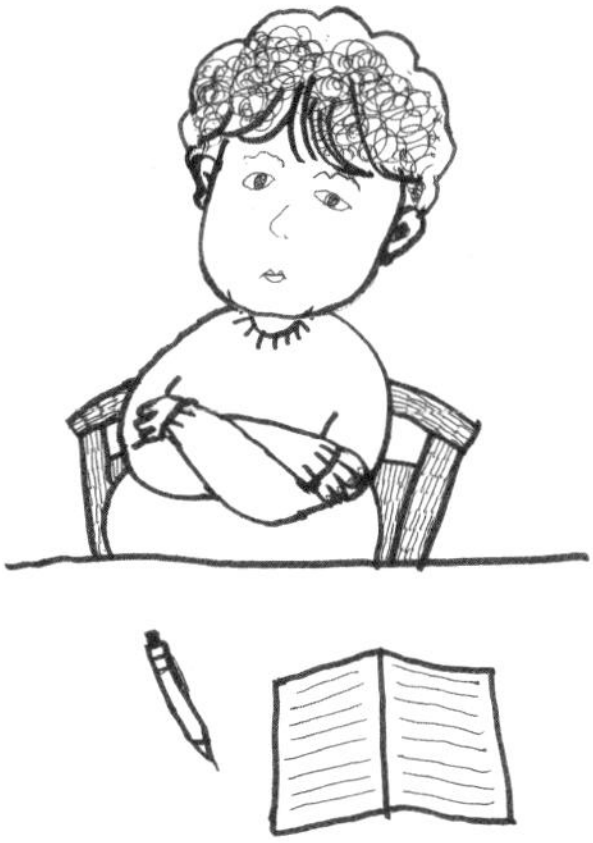

前述したように、それは書いてみて初めて分かることなのです。

かつて僕がケンブリッジでお世話になったホラス・バーロー教授は、なかなか期限を過ぎても論文を書き上げられない学生に対して、僕の見ている前で「なぜ提出しないんだ」と催促したことがありました。するとその学生は、「何を書いたらいいのか分からない」と正直に答えました。

対する教授の答えはこうでした。

「まず、書いてみなさい。そうすれば、君が何を考えているか分かるから」

多くの人は、まず書きたいことが最初

にあって、それが決まってようやく書くという行為に及ぶのだと思っています。まず初めに書きたい内容がなければ、何も書けないと思っている。

ところが、事実はその逆なのです。

何も書くことが思い浮かばないけれど、ペンを持ってみたら、スラスラと書けてしまったなんてことは誰でも一度や二度は経験しているでしょう。

それは、3章でお話ししたように、無意識の泉に沈んでいる思いが、書くという作業を通して浮かび上がってくるからです。

自分の願いを叶えたいのであれば、まず頭の中で「自分の願いは何なのか」を整理してから紙に書くのではなく、何も考えていない状態から白紙に向かってみる。整理されていなくても体系化されていなくてもいいから、そのときに思いついたことから次々と書き記していくほうが近道です。

一人ブレストで運動系の回路を働かせる

自分の夢や目標を発見できる具体的な方法をいくつかお伝えしていきます。

最初の方法は、「一人ブレスト」をすることです。ブレスト、すなわちブレインストーミングとは、集団的思考法の技術のこと。通常のブレストは、自由な雰囲気で他の人を批判せずに集団でアイデアを出し合うことで、課題のよりよい解決を得るために行います。

ブレストを行う際には、次のようなルールがあります。

批評・批判をしない（批判厳禁）

奔放な考えを歓迎する（自由奔放）

アイデアの量を重視する（質より量）

アイデアを結合し発展させる（結合改善）

一人ブレストとはこれらを一人でやってみることです。とはいえ、一人ブレストで自分の夢や目標を発見することは、それほど難しいことではありません。

以下、ポイントを述べていきます。

まずは、テーマの設定をします。自分の夢や目標が分からないわけですから、自分の好きなこと、やっているとワクワクすることをテーマにしてノートに書き出してリストアップしていきましょう。その際、本来のブレストのように、自由な発想で、ほかの人がどう思うかなど気にせず、思いついたことをどんどん書いていきます。

自分の好きなことをある程度書き出せたら、リストアップしたものを眺めてみます。その中で、発想が飛びすぎていて明らかに実現不可能なものは除きます。

次に、これがなければ生きている意味がないと思えるもの、それをしているとほかのことなどどうでもよくなるくらい没頭できるものだけを絞り込んでいきます。さらに、なぜ自分がそれを好きなのか、理由を考えてみる。それだけすれば、大抵の人は自分の夢や目標を発見できるはずです。

書くことで感覚系学習の回路と運動系学習の回路をつなげる

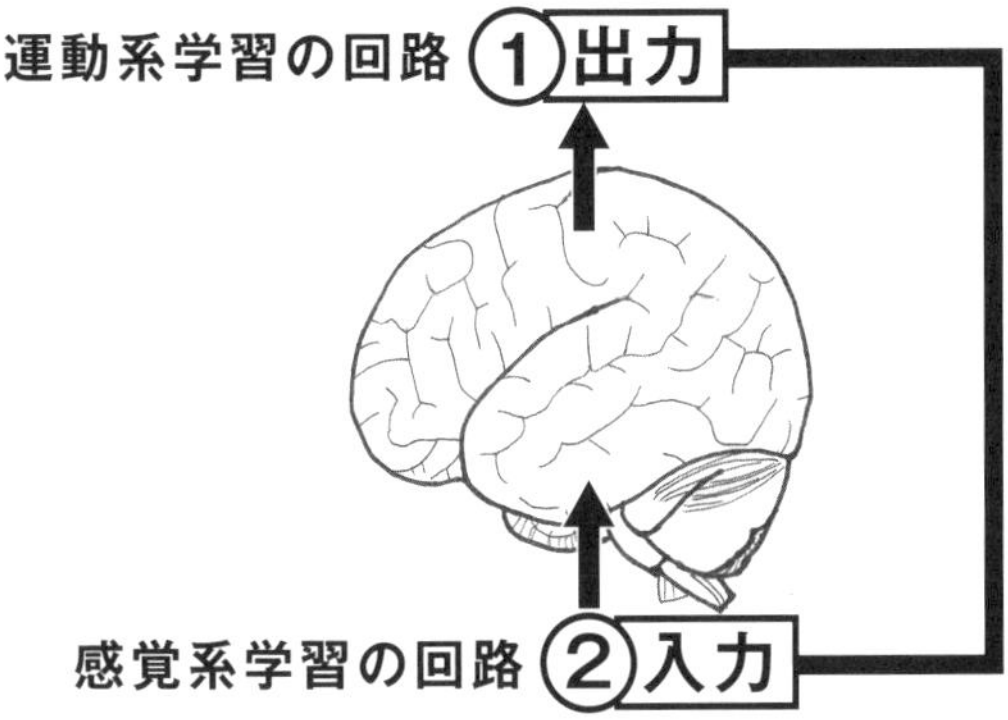

「たったそれだけ？」

そう思うかもしれませんが、何かを考えるときに、自分の思っていることを書くことは、脳の働きから考えても、とても大切なことです。

脳は、感覚系学習の回路で情報を入力し、運動系学習の回路を通して出力しています。

感覚系学習の回路とは、見る、聞く、感じるなどの五感を通して情報を受け取ったときに、処理を行う領域のことです。それに対して、運動系学習の回路は、実際に手や足を動かすことを司る領域です。

この二つの回路は脳内では直接つながっていません。感覚系と運動系を連動させて働かせるには、頭の中にある情報を出力しなければならないのです。

自分の夢や目標は見つけられなかったけれど、紙に書き出してみたら分かったという人は、書くことで感覚系と運動系のバランスをうまく取っていると言えます。

すべての人に「カノン」となる出来事がある

ある分野において標準的に読まれたり、観たり、聴かれたりするべきものを「カノン（canon）」といいます。西洋絵画でいえば、ピカソ、モネ、ダ・ヴィンチ、ミケランジェロなどの作品で、端的にいえば文化の中で最も中心的な位置を占めているものということです。「カノン」とは、一時的に人々の関心を呼んで売れたりする本や映画や音楽とは異なり、時の風化にも耐えて後世の人たちに語り継がれていくべきものです。

その「カノン」も過去の偉人たちの業績がきちんと記録に残されていたからこそ、現代に住む人間が知ることができたのです。

たとえば、白洲次郎は日本の歴史においてこれからもずっと言及される「カノン」的人物でしょう。なぜ白洲次郎が「カノン」になりえたのかといえば、戦後の日本人が自信を失っている中でGHQ（連合国軍総司令部）と対等に渡り合って、今日の平和で繁栄する日本の土台をつくり、なおかつ彼の仕事が記録として書き残されていたからです。

もし白洲次郎について書き残された言葉がひとつもないとしたら、私たちは彼を知ることはできませんでしたし、平成不況にあえぐ人々の心をとらえることもなかったでしょう。

白洲次郎に限らず、多くの歴史上の人物や事柄についての記録がなかったとしたら、私たちの「歴史を読む力」はいまよりもずっと弱くなっていたに違いありません。過去にあったことが記録として残っているからこそ、歴史に目を向けることができるのです。そして、歴史に目を向けることが、いまという時代を認識することにつながります。

個人レベルで言えば、誰の人生にも自分にとって「カノン」となるような出来事はあるはずです。「人生におけるカノン」をもう少し平たくいうと、「自分のこれまでの人生において、これからも言及されるべき重要な出来事とは何か?」を考えることです。このような時間を超えた過去の自分との対話は、書くことによってしかなしえないでしょう。

自分の人生の歴史を振り返ることは、いまの自分と向き合うことになります。また、「これからどう生きていくべきか」と身の振り方を考えることにもつながります。

僕の人生の「カノン」を挙げてみましょう。

高校一年生のときカナダにホームステイしたこと。ケンブリッジに留学したこと。五歳から蝶採集をしていたこと。小学二年生で近所の八百屋でモヤシを詰めるアルバイトを一週間したことなどが挙げられます。

人生のカノンは誰にでもある！

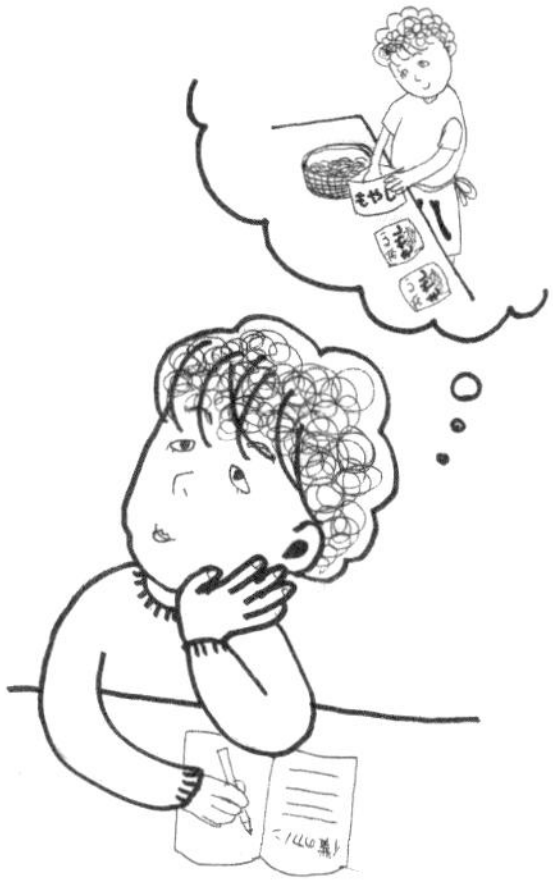

八百屋でのアルバイトが自分の「カノン」だったのだと気がついたのはごく最近のことです。あるとき自分の人生を振り返っているうちに、「小学二年生でモヤシ詰めをしたことは自分にとって大事な経験だったな」と思い出したのです。

母親に、「オモチャが欲しいからあそこの八百屋でバイトしたい」って言って、近くの八百屋でモヤシ詰めをしました。モヤシ詰めとは水で洗ったモヤシを小売り用の袋に詰めるという単純な作業なので、子ども心に「自分でもできる」と思ったのでしょう。

母親が話をつけて雇ってもらえることになり、一日の給料一〇〇円をもらって一週間モヤシ詰めをやりました。いま考えると、たぶん八百屋さんも迷惑していたと思うのですが、母親はおそらく子どもの働きたいという意を汲んで話をつけてくれたのでしょう。モヤシを詰めながら近所のおばさんたちと軽口をたたいていたことや、一週間飽きもせずに懸命に働いたことなどがいまの自分をつくっているのです。

人生の「カノン」になるようなことは、後になってからその意味の大きさに気づくことが多いかもしれません。

そもそも、僕がどうして自分の「カノン」について気づけたかといえば、インタビューに答えたり、エッセイを書くときなどに過去を思い出す機会を多く持てたからです。

いまの自分をつくったのは、過去のある出来事がきっかけだったのかもしれない。そんなことに気づいたらそれを紙に書き記しておくことで、自分の人生における歴史意識が生まれてくるのです。

「早すぎる自伝」は次のステップに行くジャンプ台

自分の人生における「カノン」を見つけるためには、過去に遡《さかのぼ》って自分に起こった出来事を書いていきます。なかにはただ書けばいいと言われても、どのように書いていいのか分からない、と思う人もいるかもしれません。

僕がお勧めしたい方法は、「自伝」を書くことです。

自伝というと、偉大なことを成し遂げた人物が、晩年になって自分の人生を振り返って書くというイメージがありますが、僕が提唱するのは、人生の半ばで書く「早すぎる自伝」です。

「早すぎる自伝」の例としては、ワーグナーが書いた『わが生涯』が挙げられます。ワーグナーは、一九世紀のドイツ人作曲家で、その生涯において数多くのオペラを作曲したことで知られています。

ワーグナーは、六九歳で亡くなっていますが、自伝を発表したのは五〇代半ばです。そのころのワーグナーは、『ニュルンベルクのマイスタージンガー』や『ニーベルゲンの指輪』を完成させたり、彼自身の作品を上演させるためのバイロイト祝祭劇場の建設を始めるなど、脂が乗り切っている時期でした。

ワーグナー以外にも、オスカー・ワイルドや内村鑑三も「早すぎる自伝」を書いています。オスカー・ワイルドは、一九世紀末に活躍したアイルランド出身の作家。ワイルドの自伝ともいうべき『獄中記』は、四一歳のときに書かれたものです。内村鑑三の『余は如何にして基督信徒となりし乎』は、儒教的教育の中で育った内村がキリスト教信仰に目覚めていく過程を述べた自伝で、刊行されたのは、明治二八（一八九五）年、内村が三四歳のときでした。なんだ、やはり偉人ばかりではないか、と思わないでください。

そもそもワーグナーやオスカー・ワイルド、内村鑑三らはなぜ人生の早い段階で自伝を書いたのでしょうか。その理由が僕にはずっと分かりませんでした。ところが「偶有性」という概念をつかんでから「ああ、そういうことだったのか」と、気がついたのです。

ここでもう一度「偶有性」の意味を確認すると、「偶有性」とは、確実なことと、不確実なこととが半分ずつくらい混ざり合っている状態のことで「この先どうなるか分からない」という性質のことです。人間の脳は、確実性と不確実性のバランスが取れている「偶有性」の状態こそ、楽しいものとして感じとるようになっています。


脳の自然な状態は柔らかく、不確実なもののほうが多くなってしまうという性質があります。3章でも述べましたが、脳単独で処理せず、脳の外に固定点（確実なもの）を持つことでバランスを取るのです。脳にとって確実なものを持つというのは、「文字を書いて記録しておくこと」なのです。

そこまで考えていくと、人生の半ばのある時点で、自分の人生を振り返ってそれを文字にしていくという「早すぎる自伝」は脳にとって確実性を与えてくれるものなのです。つまり、自分の書いたもの（「早すぎる自伝」）が脳にとっての資本になるということです。そして、その資本を元にして、新しいことや、やりたかったことに挑戦することができるのです。そういう意味では、「自伝は早めに書いたほうがいい」といえます。

「早すぎる自伝」を書くことの意味は、もうひとつあります。

たとえば、人生を振り返ってみたときに、「自分はなんでそんなことをしてしまったのだろうか」と過去のある出来事を振り返ってみることで、自分を見つめ直すことができます。「自分はどういう経緯をたどっていまの自分になったのか」「どうしていまの仕事を選んだのだろうか」といったことを自分自身に対して問い詰めることで、自分の人生が整理されていきます。

自分を見つめ直し、人生を整理させていくことで、次のステップに踏み出すことができる。「早すぎる自伝」にはそういった前向きな姿勢があるのです。

自伝を書くことは過去の自分と対話すること

ここからは具体的にはどのような手順で「早すぎる自伝」を書いていけばいいのかを説明していきます。

ひと言で言うと、いまの自分の疑問点を起点にして、過去に遡って自分の起源をたどっていくようにして書くのです。

いまの自分の疑問点とは、「そもそもなんで自分はこの職業に就いているのだろうか」「自分がどういう経緯をたどってきた結果ここにいるのか」「なぜこの人と結婚したのだろうか」「自分はかつて自分が望んだような生き方をしているのか」といったことです。過去からいまにつながる人生には当然ながら、ターニングポイントやセレンディピティーがありました。自分の人生の系譜を「メタ認知」を働かせて見ていくと、いまの自分の生活に対する疑問やセレンディピティーがはっきりと見えてきます。

ちなみに、「セレンディピティー」とは、偶然の幸運に出合う能力のことです。「セレンディピティー」という概念の元となったのは、『セレンディップの3人の王子』という童話です。このお話の中で、三人の王子たちは旅をします。王子たちは、旅の途中で自分たちが求めていたものではないものに出合いますが、そのような偶然の出合いが、結果として王子たちに幸運をもたらします。このように、偶然の幸運に出合う能力を「セレンディピティー」といいます。いうなれば、王子たちはAというものを探し求めている旅の途中で、まったく異なるBに出会い、その結果幸運をつかんだということです。

セレンディピティーを発見できれば、さらにそのセレンディピティーに遭遇したきっかけは何だったのかを追求していきます。そうして過去を遡りながら、自分自身に質問していくのです。

ここからは僕の人生を例にして説明していきましょう。

●なぜ、脳科学者になったのか?

大学院で物理学を専攻していた僕は、博士号取得一カ月前になっても就職先が決まっていなかった。卒業間際の三月になって、指導教官の若林健之先生が脳科学の世界的権威である伊藤正男先生が理化学研究所（理研）で「脳科学研究センター」を立ち上げようとしていて、そこで働いてくれる人を探していることを教えてくれた。僕は、伊藤先生に会いに行き、そこで「四月から来てよ」と言われたことで理研に入ることができた。それまで興味はあったが、やったことのなかった脳科学に挑戦することになった。

☆この時点でのセレンディピティー

脳科学者になるきっかけをつくってくれた伊藤先生との出会い。そして、伊藤先生を紹介してくれた若林先生との出会い。

←

●若林先生に出会えたのは、そもそも大学、大学院で物理学を専攻したから。

←

●なぜ、物理学を専攻したのか？

小学生のときにアインシュタインの伝記に感銘を受け、将来はアインシュタインのようになりたいと思ったから。

☆この時点でのセレンディピティー

物理学を専攻するそもそものきっかけをつくったセレンディピティーは、アインシュタインとの出会いだった。

↓

●アインシュタインの伝記を読もうと思ったきっかけは何か？

蝶の採集に熱中しているうちに自然そのものに興味が移り、やがて「磁石」にたどりついた。小学二年生のころ、磁石同士がくっつくことを不思議に思って、一カ月くらいずっと考えていたことがある。そのころから物理学に興味を持ち始めていた。

↓

●蝶の採集に興味を持ったのはなぜか？

小学校に上がる前に、母親が近所に住む昆虫学専門の大学生のお兄さんを紹介してくれたこと。そのお兄さんに蝶の採り方を教わり、専門的な用具も揃えたこと。また小学五年生のころ、母親に連れられて行った九州大学で、蝶の権威である白水（しろうず）隆先生に、まだ正式に発表する前の新種の蝶（ゴイシツバメ

自伝を書くことは過去の自分と対話すること

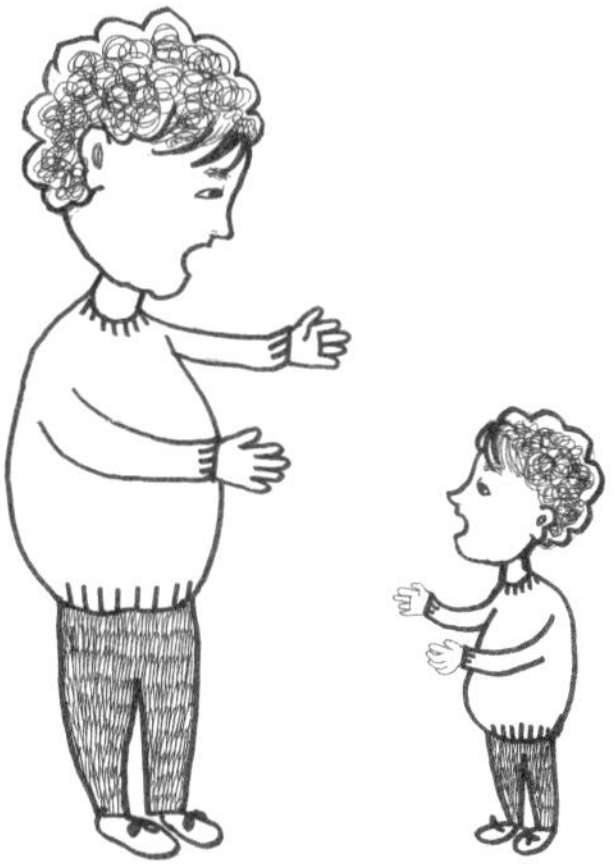

シジミ）の標本を見せてもらったこと。新種が発見されること自体が珍しいなかで、発表される前の蝶を見るという、普通ならできないような体験をしたことが鮮烈に記憶に残っている。
☆この時点でのセレンディピティー。
近所に住む大学生のお兄さんと白水先生との出会いにより蝶に興味を持った。

このように過去を振り返って「早すぎる自伝」を書いていくことは、自画像を描くようなものです。人間は一人で生きていくことはできません。自分史を書いていくことで過去のある出来事やある人との出会いが、すべていまの自分をつくっているのだと気づくことができるのです。

また、自分が何を大切に生きてきたのか、何が好きだったのか、といった自分自身でも忘れていたことや気づいていなかったことを発見することもできます。

つまり、自画像を描くことで、過去の自分に再会できるだけでなく、自分でも忘れかけていた本来の姿が見えてくるのです。

それが分かれば、「いまの自分はかつての自分が望んでいたような生き方をしているのか」「望んだ生き方をしていないとすれば、これから何を目標にしていくのか」「かつての自分が望んでいた以上の生き方をするには何をすればいいのか」といった未来を考えるきっかけになります。

自画像を描くように自伝を書く

「早すぎる自伝」を書くにあたって、いくつかのポイントを挙げていきましょう。

私の生き方を例に出しましたが、自伝を書くときの文章の形式は問いません。

箇条書きでも、日記風でも、自伝小説風でもなんでも構いません。

書くことで目の前に情報として表現された自分の生い立ちを確認することによって、脳にインプットしてフィードバックを完成させることができればいいので、目的さえ達成できればいいのです。

自伝を書くことは自画像を描くことだと申し上げましたが、自分の過去にあった事実を振り返って書くことをひととおりやってみても、まだ自画像がはっきりしないという人には、とっておきの方法があります。

それは、人生の分岐点に立たされたとき、どうして自分はあのときにこちらを選んだのか、その理由を書いてみることです。なぜ自分はその道を選んだのかを振り返ることは、より自分の自画像を鮮明にすると同時に、自分の人生の「のびしろ」をつくることになります。

二〇〇六年から僕はＮＨＫの『プロフェッショナル　仕事の流儀』という番組のキャスターを務めました。それまではまさか自分がテレビ番組の司会のような仕事をするなんて考えたこともありませんでした。その仕事を依頼されたときに、僕は取材対象のひとりとして、番組スタッフの方と打ち合わせをしていました。

打ち合わせが終わり帰ろうとしたとき、番組の細田美和子デスクに「番組の司会とか、そういうことに興味ありますか？」と聞かれたのです。そのとき「う〜ん、ないわけでもないですけどね」と答えました。実はそれが出演交渉になっていたわけです。後で聞いたところでは、そのときチーフプロデューサーの有吉伸人さんは細田デスクの「先走り」に焦ったのだそうですが、ＮＨＫに帰ってからゆっくり検討し、決めたのだそうです。


もし、このときに「僕は研究者だから」と自分を決めつけていたら、おそらくキャスターにはなっていなかったでしょう。つまり、この番組のキャスターになったのはなぜか、と考えたとき僕の頭の中に浮かんでくることは、「自分を決めつけない」という自分の生きる姿勢でした。

キャスターを引き受けてからは、仕事はそれまで以上に忙しくなり、スケジュールもパンパンになって大変な日々を送っていますが、僕は「こんなことなら引き受けなければよかった」と一度も後悔したことはありません。

キャスターを引き受けたことでいままでお会いすることのなかった素敵な方々とお目にかかることができましたし、仕事の幅も広がっていきました。原稿の締め切りに追われて、忙しい中でも仕事をしなければならないという切羽詰まった状況で、自分の持ちうる力以上の成果を出すこともできますし、とても充実した日々を送ることができました。

誰の人生にも「IF」がある

「早すぎる自伝」を書くときに、自分が選択したことはもちろんですが、選択しなかったもうひとつの可能性について考えてみると、いままで気づかなかった自分の気持ちが見えてくることがあります。僕の場合は「あのときその選択をしなかったからいまの自分がある」と思える出来事が二つあります。

ひとつは、イギリス留学中のことです。理研に勤めていたとき僕はイギリスのケンブリッジ大学に二年間留学していました。二年という期限は、奨学金がもらえる期間だったというだけで、その後イギリスに留まるという選択肢もあったのに、僕はイギリスには残らず日本に帰ってきました。

もうひとつの可能性は、商社マンになっていたかもしれないということでした。僕は大学の理学部物理科を卒業したあと、学士編入をして法学部で学んでいた時期がありました。なぜ物理から法律に行ったのかというと、二二歳のとき付き合っていた女性の影響で科学を辞めて、実業の世界でやっていこうと思ったからです。いまでもそうなのかもしれませんが、文系の世界では、○○物産や○○商事が給料が高いとか、あるいは外交官試験や司法試験を受けるとか、そんなことが話題の中心になっていたのです。彼女も「私のゼミの△△は○○物産に入って、△年目で外国に赴任して……」という価値観を僕にぶつけてきました。

反対に、物理を専攻している僕にとって大事なことに、彼女は全く興味を示しませんでした。彼女は、「○○歳で大学の教授になって、そうすると年収がいくらで……」というように、自分が付き合っている人間はどれぐらい社会的な尊敬を受けるのかというステータスを物差しにして僕を見ていたのです。

僕は単純にアインシュタインに憧れて、アインシュタインみたいなことをやりたいと思っていただけです。「科学者なんかやってると貧乏になるのか……。そうすると、目の前にいる好きな女を満足させてあげられない」と考えて、実業の世界に踏み出そうとしたのです。彼女の望むような人にならなくてはいけないと思ったことが、僕にとっては人生の一大転機でした。

ところが、法学部で授業を受けて三日目で「あ、僕には合わない」と思って、授業には一切出なくなりました。まさに「三日坊主」ですね。単位だけ取って卒業して、再び物理学の大学院に戻りました。

夏目漱石の『三四郎』には、理科大で研究生活を送っている野々宮くんという研究者が出てきます。三四郎が憧れるヒロインの美禰子は華やかな実業界の人のところへ嫁入りしたのですが、小説では三四郎は実は最初から蚊帳の外で、野々宮くんと美禰子の間の秘めた物語だったのです。当時の僕はまさに野々宮で、美禰子と結婚するために、彼女が望む実業の世界に身を投じようとしたのですが、僕にはまったく合わなかった。その彼女と別れたことは、人生最大の挫折かもしれません。結局、商社マンにはならず、大学院はまた物理に戻ったのですが、「自分は商社マンになるのかもしれない」と思ったときの心がザワザワする感じは、いまだに自分の中に残っています。

もしイギリスに留まっていれば、研究に専念していまごろノーベル賞級の科学的発見をしていたかもしれない。

もし実業の世界に進んでいれば、エリートとしてバリバリ働いていたかもしれないし、あるいは組織になじめず独立していたかもしれない。

イギリス留学を二年で終えて日本に帰ってきたこと。法学部に転入したものの、科学の世界に戻ってきたこと。この二つの選択に、自分という人間がすごくよく表れています。

誰にも「あのときあっちの道を選んでいれば」というＩＦの世界を考えること

はあるでしょう。もしかしたら、さまざまな理由で選択しなかった可能性の中に、本当にやりたかったことや、子どものころの夢が潜んでいることがあるのかもしれません。自伝を書くことは、自分でも気がつかなかったその可能性に気づくことなのです。

子どものころにやりたかったことやなりたかった職業があったのに、社会的状況や経済的制約のために断念して、別の道を選んだ。人間には誰しもそういう側面があります。思いどおりにいかないのが人生の常ですが、いつまでもそうした欲望を抑え込んでいくことは脳にとってもよくありません。

僕にしても子どものころは蝶が好きだったのに、ファーブルのような昆虫学者になることはありませんでした。形を変えて、脳科学者になったのですから、子どものころの夢を半ば実現していることになりますが……。

このように自伝を書くことは、自分の無意識にしまい込んでいた夢をもう一回解き放つことになるのです。

子どものころの不安を思い出す

子どもから大人へと成長していく、まさにその狭間にある中学生のときには、誰しも不安を抱くものです。自分の進路や将来のこと、そして異性のこと。どれひとつとっても確実なことは何もなく、毎日が偶有性に満ちた日々だったのではないでしょうか。

僕は公立の中学校に通っていたのですが、公立ともなると、小学校までは仲間だと思っていた友だちとも成績のいい子と悪い子では所属するグループも変わっていきます。いつの間にか距離もできて、「これからの人生は違う道を歩いていくのだろうか」という茫漠たる寂寥感がありました。

そろそろ異性も気になる年ごろです。僕が好きだった女の子はジャニーズ系のイケメンが好きで、叶わぬ恋に悩んだりもしました。みなさん、ちょっと思い出していただきたいのですが、その中学生ぐらいのときに「自分は将来何をやるんだろう、自分はどこで何して暮らして生きていくんだろう」と眠れないほど、心配になったこともあるのではないでしょうか。

自分一人では運命を切り開けない苦しいような不安と、自分自身の可能性に対する無限の希望があるような、胸がザワザワするような気持ち。あなたはもう忘れてしまったでしょうか？

社会に出て、功なり名を遂げれば忘れてしまうかもしれませんが、大人になって忘れてしまった、不安と希望が入り混じったような、何とも言えない気持ちは、早すぎる自伝が思い出させてくれます。

フランス語で歴史を表す「イストワール（histoire）」という言葉は物語という意味も持ちます。歴史と物語というのはすごく近くて、フランス人にはある意味では歴史をつくっていくという意識がすごく育まれています。

過去の物語が記録されて歴史になると考えれば、書いておくことで過去がいまによみがえるということです。そういう時間を超えた過去の自分との対話は書くことによってしかなしえないでしょう。

僕は小学五、六年生のときに生活帳という日記をつけていたのですが、ときどき読み返してみると、「俺って、小学五、六年のとき、こんなこと考えていたんだ」と再発見できてすごく面白い。そういう過去の自分と対話することによって、自分の人生の中における歴史意識というようなものが確立していきます。

自分の人生にセレンディピティーを発見する

僕自身も過去を振り返りながら、「そもそも、なんでこんなに不確実性だらけの人生を送っているのか」という素朴な疑問がずっとありました。先日も大学のビジネススクールで講演をしたときに「なんで俺はここで話をしているのだろう」と不思議な気持ちになったものです。

僕にとって人生で最初の講演は、小学校五年生のときに全校生徒の前で発表した一〇分間の蝶の研究の話でした。テーマが僕の好きだった蝶とはいえ、五〇〇人くらいの生徒、そして先生方の前で一人で話をするのですから、子ども心にもものすごく緊張したことを覚えています。それでも数分もして慣れてくると、専門用語を交えたりして、いっぱしの学者のように話をしていたものです。

ビジネススクールの講演後、ふと初めての講演を思い出しました。

「ああ、そうか。講演というのは子どものときに好きなことだったんだな。だったらいま大勢の人の前で話すのは、自分が好きでやっていることなんだ」

改めて自分自身のルーツを再確認しました。

このように自分が「いま、ここ」に流れ着いた経緯を振り返ることは、とても大事なことです。

自分自身の人生を整理することは、自分がこれまで歩んできた人生の軌跡を書き出していくことであり､脳の中に確実なものを積み上げていくということです。その積み上げた確実性の分だけその後に続く不確実なものにも対処できるようになって、生の偶有性を楽しむことができます。

たとえば、会社を辞めてフリーランスのライターになったとしたら、会社を辞めてフリーランスとして活躍するまでの人生を振り返るのではなく、そもそもフリーランスライターを選ぶきっかけや動機を子どものころにまでさかのぼって探してみるといいのです。そうすると例えば会社を辞めてフリーランスになってしまった人にとって、「あのときのこういう体験があったから、フリーランスライターになりたいと思ったんだ」と決断の背景が明らかになってきます。

自分の人生を振り返ると、「ああ、これがセレンディピティーだったのか」という場面が一度や二度は見つかるはずです。そうした数奇な出来事は書くことでしか思い出すことができないのです。僕の場合もそうでした。

自伝を早く書くとそれだけ早く自分の人生を整理できて、次のステップに飛ぶことができます。そういう経験をしないでそのまま先に行ってしまう人が多いのは、なんとももったいないことです。

「早すぎる自伝」は、一回書いたらもうそれでおしまいというものでもありません。ひとつの考え方は、ウィキペディア（インターネット上のオンライン百科事典）のように、誰もが随時書き込み可能にすることです。自伝の基本となるところは自分でつくり、そのうえで自分のことをよく知っている人に見せて、加筆修正をしてもらう。自分でも新たな発見があったら書き加えていく。このように進化する自伝をつくっていくことで、自分の人生が次の道に行く道しるべになるはずです。もっとも、ちょっと恥ずかしいことも書き込まれてしまうかもしれませんが！

この章では、自分自身の人生を整理する方法をお話ししてきました。次章では、夢を叶える言葉を磨く技術を中心に説明していきます。

4章のまとめ

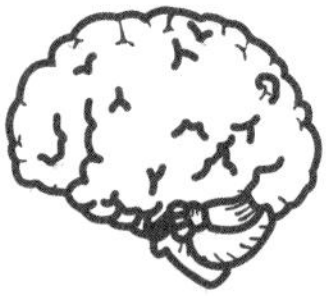

・自分の夢や目標が分からなければ、紙とペンを用意して思いつくままを書いたり、一人ブレストをすると見つけやすい。

・脳は感覚系学習の回路で情報を入力し、運動系学習の回路を通して出力する。

・誰の人生にも「カノン」となるような出来事はある。

・「早すぎる自伝」とは、脳の外に固定点を持つことであり、自分の人生を整理すること、そして時空を超えて過去の自分と対話することである。

・自分の人生を振り返っていくと、本当にやりたかったことや、無意識にしまい込んでいた夢にもう一度気づく可能性がある。

・自分の人生にセレンディピティーを発見すると、次のステップに飛ぶことができる。

5章

言葉という鏡を磨いていく

書くだけで脳は変化する

本章ではちょっと話題を変えて、そもそも言葉とは何か、ということを少し考えていきます。

歴史をひも解くと、「言葉」と「願い」の二つは非常に密接な関係にありました。ソシュールやヴィトゲンシュタインの言語哲学の登場以降、何かの情報を伝達したり、記録したりするために用いるものであるというように、われわれは機能的な役割のみに焦点を当てて考えるようになりました。

もともと「言葉」、あるいは「文字」の起源は呪術《じゅじゅつ》的なものでした。宗教的儀式において文字を刻むことで作物の出来や将来を占ったり、祈りを捧げることで人々の願いを叶えようとしたり、あるいは呪いの言葉をかけることで、自分にとって邪魔な人間を排除しようとしたのです。実にさまざまな場面において、人間

書くだけで新しい脳の回路が立ち上がる！

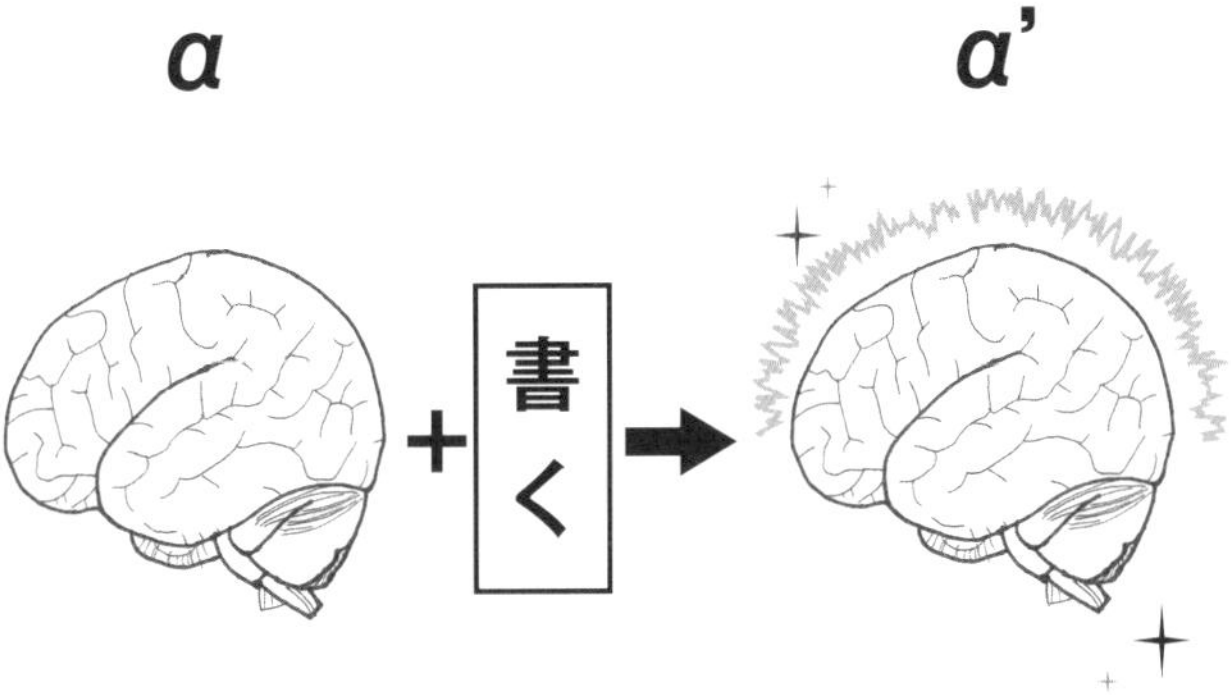

は「言葉」を駆使して、自分たちの願いを叶えようとしてきたのです。

つまり、文字とはそれを書くことで「世の中に何らかの変化を起こしたい」という欲求の表れとして発展してきたものなのです。

もちろんそれは今日の発想からしてみれば、科学的なアプローチではありません。「書くだけで夢が叶う」とは、願いを文字にすると、天空のどこかから神様がそれを見ていて叶えてくれる、ということでもありません。逆に誰かを呪ったりすることで願いが聞き届けられることもないのです。

ではなぜ書くだけで願いが叶うのかというと、その言葉を発した人間の脳の状態が変化するからです。

たとえば「僕は将来宇宙飛行士になりたい」と子どもが言ったとします。

ある願いを口にした人の脳は、その言葉を一度も発したことのなかったころの状態に比べると、明らかに仕組みが変化します。

願いを口にする前の人間がαだとすると、「僕は宇宙飛行士になりたい」と言った人間は、αダッシュになる。同じ人間でも、新しい脳の回路が立ち上がり、「宇宙飛行士になるためにはどうしたらよいか」ということを常に考え、情報収集するようになるのです。それまでテレビやインターネットで流れていた宇宙飛行士に関する情報にまったく関心がなかったとしても、脳の回路が強化されると、それらの情報を前頭葉がいち早くキャッチしてどんどん脳に送り込まれるようになります。

願いが叶うというのは、何か見えない力や神様が叶えてくれるということではなく、ほかならぬ自分自身の脳の状態が変わることで、自らの力でたぐり寄せていくということなのです。

人はなぜ鏡を見るのか

言葉とは人間にとって、自分の姿を映すもうひとつの鏡です。

人は鏡を得ることで、自らのセルフイメージを手に入れることができました。

他人が自分をどう見ているか、そのイメージを、毎朝向き合う洗面台の鏡で僕たちは確認しているのです。

地球上には文字を持っている文化圏と持っていない文化圏があるように、鏡を持っている文化と持っていない文化があります。鏡を一度も見たことのない人々に初めて見せると、最初はそこに映る姿が自分のものだとは分からずに、ひどくびっくりするそうです。「鏡の中に誰かほかの人がいる」と思うからです。

動物に鏡を見せて、その中に映っている姿が自分だと認識できるかどうかを確認する「ミラーテスト」というものがあります。

人間であれば、初めて鏡を見る人でも、徐々にそれは自分自身の姿を映したものであると気づくようになりますが、基本的に動物はそれが分かりません。時間がたっても、相変わらず鏡の中にいるのは自分以外の何者かであると思って威嚇し続けます。

ところが、一部の動物たちにはそれが鏡だと理解できます。そこに映っているのが、ほかならぬ自分自身であることに気づくのです。

たとえばアジアゾウやオランウータン、シャチやイルカなどは、この「ミラーテスト」に合格しています。鏡を見せた当初は、自分以外の何者かがそこにいると思って威嚇しますが、次第に「もしかしたらこれは自分かもしれない」と疑い始める。鏡の裏側に回って、そこにほかの生物がいないかどうかを確かめてみたり、自らさまざまなポーズをとってみて、鏡の中の疑わしき存在も同じポーズをとっているのを認識するようになる。

最終的に「鏡の中の存在は自分である」と理解した動物は、たとえば飼育係が頭のところにわざと印をつけておくと、鏡を見てびっくりし、それを取ろうとして努力します。ちょうど僕たちが頭についているゴミを、鏡を見ながら取ろうとするように、「ミラーテスト」に合格した動物たちは、鏡を見ながらその印を取ろうとするのです。

これらの動物たちは他者への「共感能力」が高いという共通点があります。たとえば仲間が困っていたら、それを放っておくのではなく、助けようとするなどの、自分以外の存在を思いやる心が働いているのです。もちろん、人間と同じレベルでの、自己認識能力や他者への共感力があるわけではありません。

ミラーニューロンで自己認識をする

鏡についてもうひとつ重要なキーワードがあります。

それは「ミラーニューロン」と呼ばれる脳内の細胞です。

たとえば僕が手を伸ばして物を取ろうとしたとします。そうするとそれを見ている他人も、あたかも自分が手を伸ばしたかのように神経細胞が活発化します。その行動をしているのは他人なのに、それを見ている自分までもが、脳内でその行動をしているように錯覚する。向かい合っている恋人がほほ笑めば、自分も同じようにうれしく感じるし、逆に悲しそうな表情をすれば、それを見ている人間も同じように悲しく感じるのも同じ理由からです。

あたかも鏡で映し合わせたように、自分の行動と他者の行動が表現される。それが「ミラーニューロン」です。

さらに、この「ミラーニューロン」は自己意識に関しても重要な役割を果たしています。僕たちは鏡に映る自分の姿も、あたかも他者を観察しているかのように自己認識をしているのです。

鏡は他者と向かい合う状況と似ています。人と向き合うとき、僕たちは目と目を見ながら会話をしています。これは、鏡と向き合うのと同じような作用があります。すなわち、鏡を見ることで、他人（実は自分）の反応を見て自分が分かる「ミラーニューロン」が働く場をつくりだしているのです。

よく「他人は自分の鏡」という表現をしますが、まさに「鏡」自体が他者の役割を果たしているのです。

僕たちは「鏡」に映し出された自分の姿を見ながら、「今日は髪型がきれいにまとまっているわ」「今日はなんだか疲れているな」と自分自身の状態を確認したり認識したりしているのです。

文字は人類にとってもうひとつの鏡

鏡は他人が自分の姿を見ているように、自分自身でも自らの姿を確認することができるアイテムです。おそらく有史以来、究極の発明品の一つです。

鏡に映る自分の姿形だけでなく、自分の言動すべてをあたかも外部から観察しているかのように把握する能力がある人は「メタ認知」能力が高く、他者への思いやりにもこまやかな気配りができるとされています。「メタ認知」能力が高い人は「自分と他者は別の存在である」ということを十分理解したうえで、他者が何を望んでいるのかを読み取って気遣うことができるのです。

鏡を持つことで、われわれ人間は、自分をあたかも外から観察しているかのように認識する「メタ認知」能力をより高度なところまで発達させることができました。

女性は毎朝、鏡に向かい合って、二〇分や三〇分くらいかけて丹念に化粧をします。しかも朝だけでなく日に幾度となく自分が他者からどう見られているかを再確認しています。化粧することで社会的な自己認識作業をしているのですから、女性は男性よりも遥かに「メタ認知」能力に優れていると言えるかもしれません。

僕などは長時間自分の顔を鏡で見ることなど耐えられませんから、一日の間に鏡に向かい合う時間などほんのわずかで、手を洗うときにサッと見て顔や頭に変なものが付着していないかどうかを確認するくらいのものです。「メタ認知」能力ではとうてい女性には叶いません。

脳が成長するために必要なプロセスのひとつに、「ありのままを見つめる」というものがあります。これはアルコール依存症など、何らかの依存症に陥っている人の治療にも通用する方法です。治療の第一歩は「自分がアルコール依存症である」という事実を受け入れることです。その際、必ずしもそれに対して反省することは必要ありません。ただ、ありのままを事実として受け入れる。おそらくその作業は依存症に限らず、われわれすべての人に必要なことなのです。

言葉という鏡をたくさん持つ

では、男性が女性のような自己認識作業を行わないかというと、そうではありません。自己認識するために人類が獲得したもうひとつの鏡があります。それが、文字です。

手紙であれメールであれ報告書であれ、文章は男女を問わずに誰もが毎日何かしら書いています。鏡が自己表現に欠かせない大切なアイテムだとすれば、文字も同じく、自分という存在を再確認するためのアイテムです。

小学校時代の作文から始まって、日記やブログ、手紙やメールなど、僕たちは日々文章を書いて生きています。僕たちは知らないうちに、これらの作業を通して、自分がどういう人間で何を考えてきたのかを確認しているのです。

鏡が女性にとっての「ステッピングストーン（踏み台）」ならば、文字もわれわれが自己形成する過程において大切な踏み台なのです。とはいえ、化粧しない男性にとっては鏡が生活するうえであまり必要でないのと同じように、文字もそれを自己形成のために必要なアイテムとして活かすかどうかは、個々人に委ねられています。

たとえばバレエダンサーにとって、鏡は必要不可欠なものです。

バレエ教室に通う生徒たちは、先生の動きだけを見ているだけでも、見よう見まねで自己流に練習しているだけでも上達はしません。ダンサーは鏡という自分の姿を映し出す装置があって初めて、自分の現状とあるべき理想の姿のギャップに気がつき、その修正作業を繰り返すことで上達していくのです。

鏡はただそこにあっても利用しなければ何の価値もありません。鏡を見ながら「腕の動きをこうして、足の角度をこうして」と、試行錯誤しながら努力して自

言葉は自分を映し出すもう1つの鏡

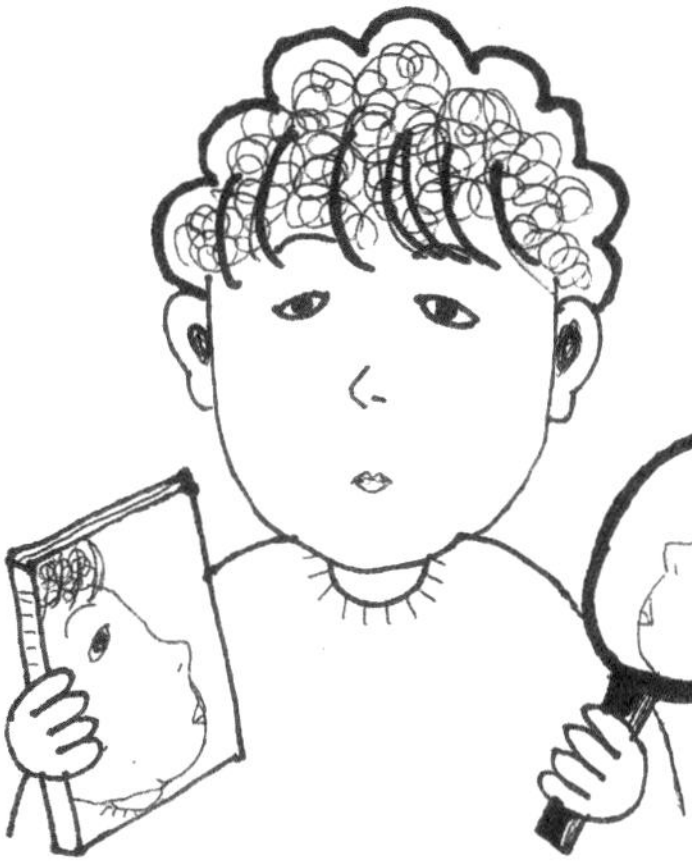

分を高めていかなければならないのです。

同様に、文字もただ漠然と書いているだけでは自己形成にはつながりません。自分をより成長させたい。自分をもっと表現したい。あるいはより世界を理解したい。そういう欲求を込めて文字を書くべきなのです。その意味では、自分の思いを文字にして書くのは単純な作業ではないのです。

文章は、文字による自画像のようなもの。文字はその人自身と世界を映す「鏡」です。

日々どのような言葉を選択しているか

が、その人の世界を表しています。

文字を書き綴る行為は、自分の周りに大小のたくさんの「鏡」を並べて、世界を眺めることと同じなのです。

言葉はその人の氷山の一角

言葉とは、言い換えるならば、その人の内面世界の「氷山の一角」です。その人から紡ぎ出される言葉によって、われわれはその人の内面世界をうかがい知ることができます。

初対面の人に会ったとしても、その人の言葉遣いや語彙《ごい》、言い回しによって、「教養のある人だな」「ちょっとそそっかしい人だな」とおぼろげながら判断しています。

ただし、言葉は、その人の精神のほんの一端しか表していません。たまたま水面上に突出してきたその言葉の下には、巨大な氷の塊が沈んでいるのです。言葉

意識は無意識のほんの一部でしかない

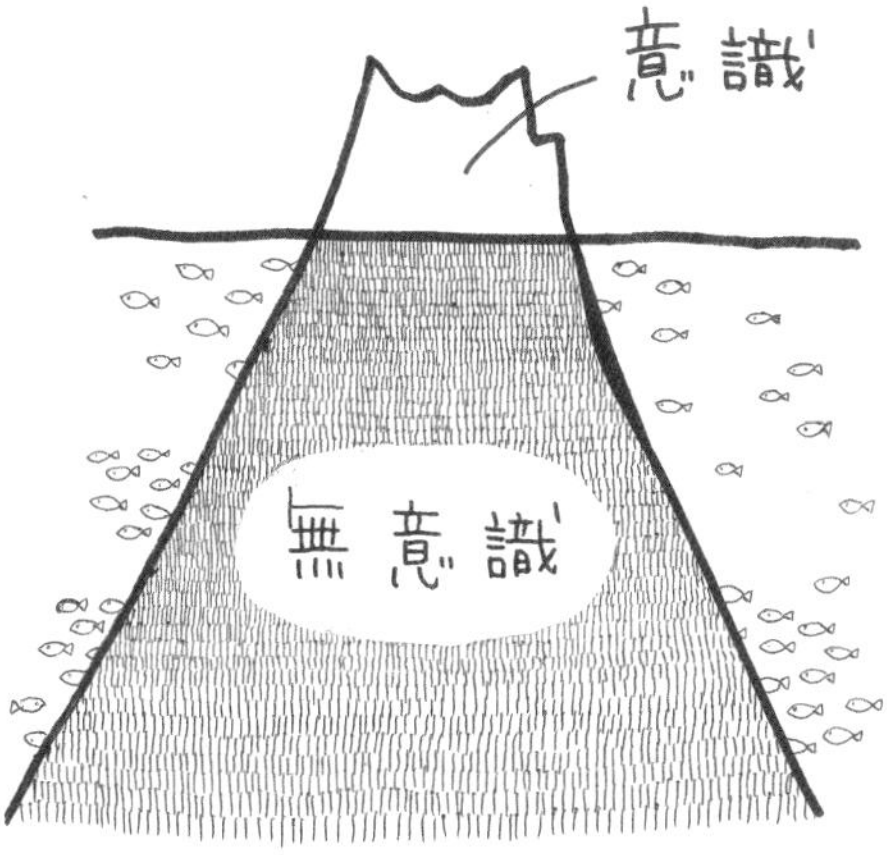

は、霧の中から突然現れてくる氷山です。意識の下に巨大な無意識という氷山の塊があることから言えば、言葉とは無意識が意識化されたものかもしれません。

茨城県の鹿島神宮に「要石」という石があります。地上に見えている部分はわずかながらも、地中深くにその石は埋まっており、伝承によれば地震を起こす大ナマズを押さえているとされています。かつて水戸黄門として有名な徳川光圀が掘らせたところ、掘っても掘ってもその全貌を現さずに、遂にはあきらめたという逸話が残っています。

先に「言葉は氷山の一角である」とい

うお話をしましたが、言葉はこの「要石」のようなところがあり、いくら掘っても尽きることない巨大な本体が隠れているのです。言葉はその人の人生そのものです。その人の生きざまが豊かでなければ、少しでも掘ればすぐに引っこ抜かれてしまう軽い石と同じです。

言葉は、単に地面に石ころをポツン、ポツンと置いていくようなものではなく、この「要石」のように存在感のあるものでなければなりません。

本物の言葉ほど多くの人をとらえる

言葉には、「借り物の言葉」と「本物の言葉」があります。

世の中には、本物のふりをして「借り物の言葉」を使っている人がたくさんいます。使っている本人さえも自分が「借り物の言葉」をしゃべっていることに気づいていない場合もあります。

僕の好きな夏目漱石の小説『三四郎』の中には、主人公の友人・与次郎が出てきます。彼はおっちょこちょいながら世話焼きの好人物なのですが、自分を過大評価しているところがあります。ときに無意識に自分の能力を高く見せるための悪意のない法螺《ほら》を吹きます。

菊人形を見に行こうと誘う三四郎に対して、与次郎がこう答える場面がありま す。

「論文を書いている。大論文を書いている。なかなかそれどころじゃない」

ここで三四郎は笑いますが、読者も内心でふっと笑っています。なぜなら彼が決して大論文など書き上げる男ではないことは、すでにそれまでの人物描写で分かりきっています。でも、与次郎だけは大まじめで「大論文を書く」と言ってい る。

彼のような男は、小説の登場人物としてはなかなか面白い人物です。

しかし、実生活で「いま、小説を書いている」と言いながらも、いつまでも一向に書きあげないような人物は軽蔑の対象になるだけです。

与次郎のケースは別として、「借り物の言葉」と「本物の言葉」を見分けるのは至難の業です。これが本物の言葉、これが借り物の言葉という明確な線引きがありません。たとえば、「友愛」という言葉もある人にとっては「借り物の言葉」かもしれませんが、別の人にとっては「本物の言葉」かもしれません。借り物か本物かを見分ける基準はあくまでも自分の中にしかありません。

もっと言うと、絶対の正解はなくて、自分はその言葉を聞いて本物だと思う、あるいは借り物だと思うということしかない。そしてそう判断したことに対して自分で責任を持つしかありません。ただひとつ確かなことは、自分が本気で生きていればその見分けはつくということです。

詩人・作家のオスカー・ワイルドには、次のような言葉があります。

「We are all in the gutter, but some of us are looking at the stars」

gutterというのは下水溝という意味で、映画の「マイ・フェア・レディ」のセリフにもあるように、下層階級というようなニュアンスも含みます。

「われわれはみんな汚らしい所に住んでいるけれど、その中でも何人かは星を見上げている」

アイルランド生まれの詩人、オスカー・ワイルドは文壇に華々しくデビューし、時代の寵児になるも、当時の法律では犯罪であった同性愛の罪で獄中に係留されます。美しい社交界から地獄の生活という人生の明と暗、虚と実を体験したワイルドだからこそ表現できた言葉です。

言葉は、その人の人生や生活から自然と生まれ出てこそ、生命力を持ちます。とはいえ、白分が書く言葉の第一の読者は、ほかならぬ自分自身です。先に、脳は一度出力しないと、本当に自分が考えていることが分からないとお話ししましたが、第一の読み手としての自分がどういう印象を持つかについては、小説家や詩人のようにかなり厳しくチェックをしなければならないのかもしれません。

言葉に生命を吹き込めることが、自分の夢を成長させる、ふくらまし粉となるのです。

話し言葉と書き言葉は寿命が違う

「書き言葉」と「話し言葉」の違いについて考えてみましょう。
言葉としての重みは、「書き言葉」でも「話し言葉」でも僕は同じだと考えています。

違いを挙げるとすれば、言葉の伝わり方です。

イエス・キリスト、ソクラテス、孔子、釈迦……の共通点は、言葉を綴ったのではなく、語ったことが記録されていることです。

彼らの言葉を二〇〇〇年以上もの時を経た現代のわれわれが知ることができるのは、彼らの言葉を書きとった人々がいたからです。

イエス・キリストの言葉は、弟子のルカやマタイ、ヨハネらが書き記したことによって『新約聖書』という形で残り、ソクラテスの言葉は、弟子のプラトンやクセノポンが書き残しました。孔子の言葉を記した『論語』は、本人の死後二五

○年経った後の世の人が編纂《へんさん》したものです。

なぜプラトンやキリスト、孔子は「書き言葉」ではなく「話し言葉」で自らの考えを述べたのでしょうか。

それは単純に文字の読めない大衆に向けてメッセージを伝える必要があったということ以上に、「話し言葉」のほうがより生命に近いものだと彼らが考えていたからのように思います。「話し言葉」は生命力に満ちているけれども、「書き言葉」はすぐに死んでしまう。ソクラテスなどはこのように「話し言葉」のほうが「書き言葉」より上等であると考えていました。

また、昔は紙が非常に貴重な資源でしたし、さらに古い時代に遡れば紙自体が存在していない時代もありました。パピルスや竹、あるいは亀の甲羅や石などに刻まれた文字は、一般庶民が接するためのものではなく、ほんの一部の文字を読める知識人階級か王族のためのものです。それらは主に記録するためのもので、そこに書いてある内容を人々に広める必要はなかったのです。一般大衆にとっては「話し言葉」のほうが「書き言葉」より身近だったのです。

「生命により近い」ということは、その言葉の持つパワーは強いけれども、生物と同じようにすぐにはかなく消えてしまうということでもあります。

キリストやソクラテスの同時代人が彼らの話を直接聞いたときに受けた感銘や衝撃は僕たちには分かりません。偉人たちの言葉を聞いた同時代人は、打ち上げ花火がスパークするようなインパクトを感じたのかもしれません。しかし、偉人がいなくなれば、彼らの言葉の生命力もなくなってしまいます。僕たちがかろうじてできることは、書き残された言葉から、偉人たちの話す言葉の生命力を推察することだけです。

「書き言葉」は言葉としての結晶です。「話し言葉」よりもっと普遍的で永続的に残るものだけれど、その分、生命からは離れていく。「話し言葉」がエロスだとすれば、「書き言葉」はタナトスである、と言えるかもしれません。そして、エロスもタナトスもどちらも人生には必要です。

たとえば、「好きだ」という言葉も、文字にして書くのと口で直接言うのとでは、伝わり方は違います。書いた言葉は後々まで残りますが、その瞬間の気持ちを生き生きと表現できるのは、明らかに語りのほうでしょう。大声で「好きだ！」と言うのと、冗談めかして「好きだ～」と言うのと、真剣に心をこめて「好きだ」と言うのと、その人の人柄からバックグラウンドまで含めて、ニュアンスは異なります。それでも気持ちが伝わるのは生命力のある言葉が目の前で交わされているからです。話し言葉にはその場で消えてしまうからこそそのインパクトがあります。

言葉との出合いはセレンディピティー

以前、高校生クイズのパーソナリティを務めさせていただいたとき、会場の白熱した熱気の中である発見をしました。

それは、「言葉とは出合うもの」ということです。

高校生に出題されたクイズは非常に難易度が高いものばかりですが、それらの課題に彼らは旺盛な知識欲でもって答えていました。なかにはその知識をどこで得たのかと聞かれて、「かつて読んだ教科書の欄外の小さなコネタのところで読んだことがある」とか、「小耳にはさんだことがある」というような意表を突く答えが返ってくることもありました。

言葉とは決して意識的に学ぶだけのものではなく、偶然出合うものもあります。そう考えてみると、たしかに以前たまたま人から教えてもらったり、テレビやラジオで聞きかじった言葉が後になって役立つようなことは僕にも経験があります。

外国語には、日本にはない概念を表している素敵な言葉がたくさんあります。日本語の「もののあはれ」という概念を、端的に訳せる外国語はありませんが、同様に日本語に直訳しただけではその精神が伝わってこない言葉があります。

僕がコスタリカで出合った言葉に「プラヴィーダ」(pura vida) がありました。仮に英語に訳すと「ピュアライフ」(pure life) となるでしょうか。日本語にはなかなか端的に表す言葉がありません。それはそもそものような概念を日本人が持っていないからです。

コスタリカは軍隊を持っていない国なのですが、そのことをコスタリカの人はこう表現していました。

「コスタリカの陸軍は軍隊アリで、海軍はウミガメ、空軍はハチドリである」なんて素敵な表現なのでしょうか。単純に「わが国には軍隊がありません」と言うよりも、多くの意志や意味が込められているように感じます。

コスタリカの人々にとって一番大切な人生哲学は、「プラヴィーダ」であり、自然と共存して生きる人々の平和である。この言葉に出合えたことで、僕の脳は確実に変化しました。

言葉との出合いはまさに「セレンディピティー」です。

言葉の「五段活用」で脳を鍛える

ある言葉を発するとき、脳の中では複雑な情報処理が行われています。簡単な一言を口にする場合でも、脳内に蓄えてある膨大な言語データから瞬時にして適切な言葉を選び取り、それを組み合わせて発しているのです。その作業は僕らが思うよりもはるかに複雑です。「僕は宇宙飛行士になりたい」という言葉ですら、極めて高度な情報処理を脳が行った末に、ようやく口をついて出てくるものなのです。

ある言葉に出合ってからそれを自分のものとしていくには、それ相応の時間がかかります。

言葉を本当の意味で自分のものにしていくには、次の5つのステップを経る必要があるように思います。

1 言葉を使いこなす
2 言葉を磨く
3 言葉を発信する
4 言葉と一体化する
5 言葉で自分を語る

本を読んでいてある言葉に出合って、「ああ、これだ」と思っているだけでは、なかなか自分の言葉になりません。本を読んで知ってはいても、一度も自分では使ったことがない言葉はたくさんあります。夏目漱石の小説などは、時代が一〇〇年も前なので現代では使われなくなった表現も多いですが、その語彙の豊富さにはいつもうならされます。まったくもって、自分のボキャブラリーとは比較になりません。

言葉を多く使いこなせるということは、それだけ多くの鏡を自分の周りに置いているということです。使いこなす言葉が多ければ多いほど、自分をよりよく映し出す鏡をたくさん持つことになるのです。

使いこなせなければ言葉を知る意味はない

出合った言葉は、どのようにすれば使いこなせるのでしょうか。僕の体験をもとに説明していきましょう。

五年くらい前に、「悪魔の代理人」（devil's advocate）という言葉に出合いました。「悪魔の代理人」とは、カトリックの教義で、ある聖人を列するときに、その人に不利な証拠を挙げて、本当にその人が聖人になれるだけの人物かどうかを、批判的な立場から吟味するために用いた方法です。

「悪魔の代理人」を立てる目的は、その人を貶《おとし》めるためではなく、列せられる聖人の質を高めることにあります。あえて、反対の立場をとることによって聖人が、そのような批判をも乗り越えるほどの素晴らしい業績を遺したことを保証したのです。

「悪魔の代理人」の思想とは、日本の中にはあまりないものですが、ヨーロッパではとても大事なものとしてあります。たとえば、研究者が学術雑誌に論文を発表する際に行われる研究者仲間による吟味や検証の制度も「悪魔の代理人」の思想からきています。

僕は自分が指導している学生の論文を見るときは、「悪魔の代理人」となって論文を批判していきます。

「これから俺は悪魔の代理人になっておまえの論文を批判するけど、おまえを貶めようと思って批判するわけじゃなくて、おまえの論文をよりいいものにするためにあえて批判するんだよ」

このように「悪魔の代理人」という言葉を使用して、自分の立場を説明します。

僕の経験から言うと、自分のものになる言葉は血眼になって探すものではありません。探すというよりは、本などで見た言葉が無意識に脳の中に蓄積され、そこにいろいろな経験が重なって、ある日閾値《いきち》を超えて無意識の中から浮かび上がってくるのです。

「悪魔の代理人」という言葉は、僕が大学院生のときには、聞いたことがなかったので、その後生きていく中で僕自身がどこかから見つけ出してきた言葉です。自分自身で発見した言葉というのは、誰かからの受け売りの言葉よりもずっとその言葉を自分のものにできる確率が高いといえます。なぜなら、発見できた喜びから、その言葉を使いたくなり、使う頻度が増えるからです。言葉とは、多く使えば使った分だけ自分のものになっていくものです。

言葉には使うべきタイミングがある

言葉には、その言葉を使うべき文脈があります。

ここぞというベストのタイミングで使ってこそ、言葉は生きてくるものです。脳内データに語彙としては蓄えられていても、一生使わない言葉もあります。本で読んで知ってはいるし、人が使っているのも聞いたことはあるけれども、絶対に自分では使わない言葉や表現もあるのです。

以前、友人たちと酒を飲み語らっていたときのことです。骨董好きの友人が持っている唐津焼のおちょこで飲む日本酒はおいしく、僕はしばしばそのおちょこを使わせてもらっていました。

その日、いい気持ちでほろ酔い加減になってきたころ、不意にある言葉が口をついて出てきました。

「このおちょこ、だんだん俺の女になってきたな」

それまで一度も口にしたことのない表現でした。その後も二度と使ったことはありません。おそらく生涯で一度しか使わないであろう表現がこの言葉だったのです。そのときは自分でも不思議な感覚でした。

ちなみに、それを聞いた友人からはこんなつれないコメントが戻ってきました。

「いや、お前の女にはなっていない」

すべての食器の中でやはり肌が合い、唇が合い……という連想にふさわしいのは、おちょこしかありません。同じ唇が接するといっても、ビールジョッキを女性に例える人はいないでしょう。シャンパングラスにしてみたところで、この連想は生まれません。当然お箸や服なども、「俺の女」とはならない。日本酒だからこその色っぽさが生む発想であり、表現だからです。

言葉には、ピンポイントでその場限りでしか使わないものがあることを発見した瞬間でした。

英単語を覚えたときも、その単語を使うべき文脈の中で使用したことで自分のものになっていった思い出があります。中学生のとき『チキ・チキ・バン・バン』

という映画を観たのですが、その中で「スクランプシャス（scrumptious）」という単語が出てきました。なんとなく気になる単語ではありましたが、その単語を使う機会がありませんでした。

高校生になると、僕はホームステイでカナダのバンクーバーに行く機会がありました。いまでも忘れませんが、ホストファミリーのお母さんがケーキを出してくれて、「How do you like it?」（おいしい？）と聞いてきたのです。とっさに「Yes. Scrumptious.」（とってもおいしいです）と僕が答えると「So, you like this cake.」（ケーキが好きなのね）と喜んでくれました。そのときの短い会話を通して「スクランプシャス」という単語が自分のものになったという感触がありました。

要するに、「言葉を自分のものにする」ためには、生きた文脈で使うのが一番です。生きた文脈で使うとは、その言葉が本来使われるべきシチュエーションでタイミングよく使うということです。早い話が、TPOをわきまえるということです。ただ、繰り返し書くというのも悪くはないですが、やはり自分のものにするためには、生きた文脈で使うことが大切です。

言葉はフルに五感を活用して表現するものです。どんな言葉を使うか、たったひと言の言葉の選び方・言い方にその人の感性が表れるものです。

言葉を磨くと人生は変わる

落語家や小説家は、言葉に対する感覚を一生かけて磨き続けなければならない職業です。

落語家は寄席のときはもちろんのこと、日常生活においても、見聞きする言葉、自分が発する言葉に対する鋭い感性を持っているからこそ、素晴らしい話芸を身につけることができるのです。小説家も同じで、鋭敏な感覚に基づいて言葉の世界をつむぐからこそ、読者に対して、その作品を読まなかったら感じることができない質感（クオリア）を提示できるのです。

このように、言葉の芸術を生み出すために落語家も小説家も、日々生活で接する言葉や自分が発する言葉に対して注意を払い、言葉の修業を続け、言葉を磨いています。

言葉を磨いていく過程で脳の中ではどのようなことが起こっているのでしょうか。他人が使った言葉を見聞きすることや、自分自身が言葉を使ったことによる体験を通して、「あのときあの場所であんなことがあった」という具体的なエピソードの記憶が脳の中に蓄えられます。そのエピソードの記憶が編集され、意味記憶（＝普遍的、一般的なかたちで意味が記憶されること）が自然にできあがっていきます。

落語家の話芸が熟達していたり、小説家の文体のスタイルが確立されているのは、その人たちの脳の中に蓄積された、さまざまなエピソード、意味の記憶といった言葉の編集作業が休むことなく続いているからです。

落語家や小説家には、言葉を磨こうという意識がある。言葉を使っているときはもちろん、使っていないときでも、脳の神経細胞の自発的な活動と、それに伴うシナプスの結びつきの変化が続いています。そのような編集作業が繰り返されることで、名人と呼ばれる落語家が生まれ、偉大な小説家が生まれるのです。

落語家や小説家のように言葉を扱う職業の人でなくても、言葉のセンスを磨いていくことで、人生は変わっていきます。自分の子どもが学校に行きたくないと言い出したとき、「なんで学校に行かないの。いいから早く行きなさい」と叱るのではなく、「学校に行きたくないの？　それなら今日は学校ではできない勉強をしましょうね」と語りかける。あるいは上司がどう考えても無理な仕事を依頼してきたとき、「それは私の業務ではありません」と断るより、「その仕事は大変興味があるのですが、いますぐにはできないので、この作業が終わり次第、迅速に取りかかってみます」と返事をすれば、株が上がるかもしれません。

状況に応じてどのような言葉を発するかで、人間関係は変わっていきますし、言ったほうはもちろん、言われたほうの人生も変わっていきます。

言葉のセンスを磨くことは、人生を変え、より豊かに生きるために必要なことなのです。

言葉を発信する

書いていくことで、出合った言葉は自分のものになっていきます。

自分が発信する言葉が多ければ多いほど、それを読んだ人を感化させられるし、自分をアピールできるので、自分を取り巻く世界は広がっていきます。

僕は毎朝、自分の考えや身の回りの出来事をブログに書いていますが、これも言葉を発信している作業なのです。

僕が「ベーシックインカム」という言葉を知ったのは一年ぐらい前なのですが、簡単に説明すると、「ベーシックインカム」とは、国民が働いているかいないかにかかわらず一律にお金がもらえるという考え方です。例えば国民全員が一律一〇〇万円もらえる。それは無職の人でも同じです。そのようなシステムを「ベーシックインカム」といいますが、一年半ぐらい前に知って、すごくおもしろい考え方だなと思っていました。それを二〇〇九年六月に英語のブログに「ベーシックインカムに賛成です」と書いたら、いつもよりもアクセス数が上がったり、「この文章を引用したい」とか「ベーシックインカムは私の研究テーマで、茂木さんが使ってくれてうれしい」というコメントがありました。自分でもそんなに反応があるとは思わなかったので予想外の出来事だったのですが、「ベーシックインカム」という言葉をブログで発信することで、自分を取り巻く世界が変わっていくのです。

インターネットの発展によって、誰でも日常生活のあらゆる場面で「言葉を書く」機会が格段に増えました。現代は「書くスキル」を磨くことが自分の夢を実現する（成功する）パスポートを手にする節があります。

言葉を書くときは、言葉を生き物としてとらえ、自分が生きているように、言葉も生きていることを認めるという、「Live and let live」の精神で臨むべきです。生きた言葉には人を動かす力があるのです。

僕は、仕事柄よく編集者から本や雑誌の企画を持ち込まれます。依頼された企画をすべて引き受けるのはスケジュール的に無理なので、お断りさせていただくこともあります。そのような中で企画書を読んだだけで心が動き、その場で引き受けてしまった仕事がありました。

それが『涙の理由』（宝島社）という本です。その企画は、小説家の重松清さんと対談するというもので、最初からタイトルもテーマも決まっていました。当時、重松清さんにはお会いしたこともありませんでしたし、内容も涙についての対談です。僕は、一瞬戸惑いました。ところが、企画書を読んだ瞬間に「この仕事は、やらなきゃしょうがない」と思ってしまったのです。

その企画書はとても優れていて、書かれている言葉が生きていて、魂が宿っていたのです。何よりそこに書かれている言葉は、借り物の言葉ではありませんでした。その編集者自身の生き方が凝縮されている本物の言葉だったのです。言葉は生きていて、その生命力が強ければ、仕事が始まることもあるのだと実感した出来事でした。

神経を行き届かせたメールを書く

日常生活で書く場面が多いのは、たぶんメールでしょう。メールで言葉を書くことは、書くスキルを上げる訓練になります。

メールにはそれを読んでくれる相手が必ずいますから、書く言葉すべてに神経を行き届かせなければなりません。誰にも見せない自分だけの日記だと、その文章に対するリアクションがないので生きた言葉だったのかどうかの判断がつきにくいところがあります。ブログは不特定多数の人を対象にして書くので、相手の顔が見えない分、言葉に神経を行き届かせることが難しくなります。

メールが生きた言葉を磨くのに最適な理由はもうひとつあります。言葉とは生き物です。そのときぱっとつかんだ感覚をなるべく短い時間で表現するほうが相手にも伝わりやすくなります。メールは時間をかけて書くものではないので、生きた言葉をつかまえた瞬間に文章化していく訓練になります。

たとえば会社においては、メールに書かれた言葉によって、それこそ組織が動いていきます。「お疲れさまです」「お世話になっております」「よろしくお願いします」という決まりきった常套句《じょうとうく》でも悪くはありません。

そこに、「この間のレポートはすごくよかった。次回も期待しています」「今回の企画はうまく通らなくて残念だったけど、次回はうれしい結果になるといいですね」「おいしいミソラーメンの店を見つけたので、今度一緒に行きましょう」という言葉を添えるだけで、相手との距離もグンと近くなります。言葉を潤滑油とすることで、お互いの関係がよくなっていくのです。

短い文章の中にもピリッと気が利いていて、相手に深い感銘を与えるようなメールを書く。そうすると、「あのときもらったメールは素晴らしかったな」と思い返してもらえるでしょうし、書いた人はいつまでも好印象のイメージが残ります。あまり時間をかけずに生きた言葉でメールをやり取りできるようになれば、その人はかなりの言葉の上級者といえるでしょう。

書くスキルは現代人の必須科目

「私には特別な出来事や経験もありません。ネタが思いつかないので文章が書けないのですが、どうしたら書けるようになりますか」

たまにそういう質問を受けることがありますが、僕の答えは決まっています。誰でも書くネタを持っているのです。確かに表面に出ている「要石」の部分だけを見ると、ボキャブラリーが少ないと自分で感じるかもしれません。ところが、脳には「連想記憶」があります。

言葉はネットワークとして脳の中に収納されているので、そこから関連する記憶を引っ張り出してくれれば、自分の中にいくらでも書くネタは存在しているのです。

私が新聞や雑誌から原稿を書いてくれと頼まれたとします。自分の関心のあるテーマならいいのですが、関心のないテーマや、自分が深く考えてこなかったテーマで書いてくれと頼まれることもあります。

たとえば、年金問題。いままでこのテーマで書いたことはありませんが、もし書くとしたら、次のような感じになるでしょうね。

年金と関連して僕の興味のある問題には「安全基地」があります。年金問題とは安全基地の問題であるといえるので、そこから書き起こします。続いて、年金問題というのは、いかに正確に記録を取るかということにつながっていくので、ＩＴの導入、国民総背番号制の導入などを論じることができます。

さらに、先ほど述べた「ベーシックインカム」の問題とも結びつけることができるでしょう。年金というのは、その人がそれまでいくら払ったかによって六五歳を過ぎてから受け取る金額が決まってくるシステムです。そういう面倒くさいことを計算をするから人手もコストもかかってしまうのです。ならば「ベーシックインカム」のように、全員が一律でいくらもらえるという制度にすれば、計算する必要もなくなり、社会保険庁の人員を削減することもできるでしょう。そうすれば、その人件費の分も「ベーシックインカム」の財源に回すことができます。

このように書いていくと、一〇〇〇字や二〇〇〇字はアッという間に書けてしまいます。慣れも必要ですが、自分のもともと関心を持っている領域にネットワークとして結びつけていくと、どんなテーマでも実は書くことができるのです。

言葉を書くということは、書く本人が表現者でなくてはならないのです。自分で書いた言葉や文章の第一の読み手は自分自身です。僕が原稿を書くときは編集者が第一の読み手となって、それこそ「悪魔の代理人」となって僕の書いたものを批評してくれます。そうした厳しい、なおかつそれでいて信頼できる編集者が僕の書いた原稿を待っていてくれるという安心感があるからこそ、厳しいスケジュールを縫ってひたすら原稿を書くことができるのです。

それはブログを書いたり、メールを書くときでも同じです。前述したように、書いて出てきた言葉を読んで初めて自分が何を考えているか分かるのですから。自分が出した言葉は自分が第一の読み手になります。

書いた本人が何だか分からないようでは、無意識の垂れ流しと同じです。それでは、無意識を意識化できていません。自分が読んだときにどういう印象を受けるか、誰が読んでも分かるくらいに整然と書かれているのかどうか、自分自身で厳しくチェックしなくてはいけないのです。それは自分の書いたものを自分が編集者として読んでいくということです。

そういう意味では、厳しいようですが、エッセイストや小説家が言葉を磨くのと同じように言葉を磨いていかないと、言葉の上位者になることはできません。ましてや「書くだけで夢が実現する」ということもないでしょう。

座右の銘を持つことの効用

現代の政治家や財界人で筆を執って「書」を書く人は、なかなかいませんが、昔の偉人たちは「自分にとって大事だ」という言葉を選んで、端的に「書」に書き残しています。

有名な「書」としては、たとえば、西郷隆盛は「敬天愛人」(天をうやまい、人を愛すること）という書を揮毫《きごう》していますが、これは彼の生涯を貫く思想をもっとも簡潔に表しているといえます。おそらくこの言葉が彼の人格を形成したのでしょう。

夏目漱石の「我輩はお先真っ暗の猫である」という「書」は、人生は何があるか分からない中を手探りで歩いていくのだ、という漱石の人生観を表しています。他にも伊藤博文の「風来門自開」や乃木希典の「智仁勇」など数多くの「書」が残されています。

偉業や優れた文化芸術を残した歴史上の人物が「書」を書き残したという事実を考えてみると、自分にふさわしい言葉を持てるくらいでないと、人の上に立つような人物にはなれないということなのかもしれません。

「書」に書かれた言葉は一般に「座右の銘」と呼ばれています。座右の銘とはその人の理想を追求した言葉であるはずです。

「座右の銘を持つ」とは、すでに世の中にある言葉でいいので、自分が手塩にかけて使って、その使い方も磨いてきた言葉を、一生涯を通じて自分の言葉として使っていくということです。つまり、座右の銘を持つということは、その言葉と自分が一体化することなのです。

ちなみに、僕が小学生のときの座右の銘は、「根性」でした。当時『巨人の星』が流行っていたことも影響して「根性」という言葉が大好きで、日記にもよく書いていました。いま思うと「根性」という言葉によって小学生の僕は伸びたといえます。

いまの僕の座右の銘は、たとえば「根拠なき自信」と「自由は進化する」で、サインを求められたときにこのような言葉をよく書いています。

自信とは何らかの成功体験から生まれるものだと思われています。もちろんそれも大事なのですが、僕はあえて逆の発想をします。何の成功体験もないのに、最初にまず自信を持つ。「自分には絶対にできる」「必ず成功する」と勝手に信じてしまう。「どうしてそんな自信が持てるのか?」「その自信はどこからくるのか?」と聞かれても、そんな根拠はどうでもいいのです。とにかく、自分には自信があるのだと考える。すると、自信を持っている脳の状態ができあがってくるのです。

「座右の銘」を持つことは
言葉と自分を一体化させること

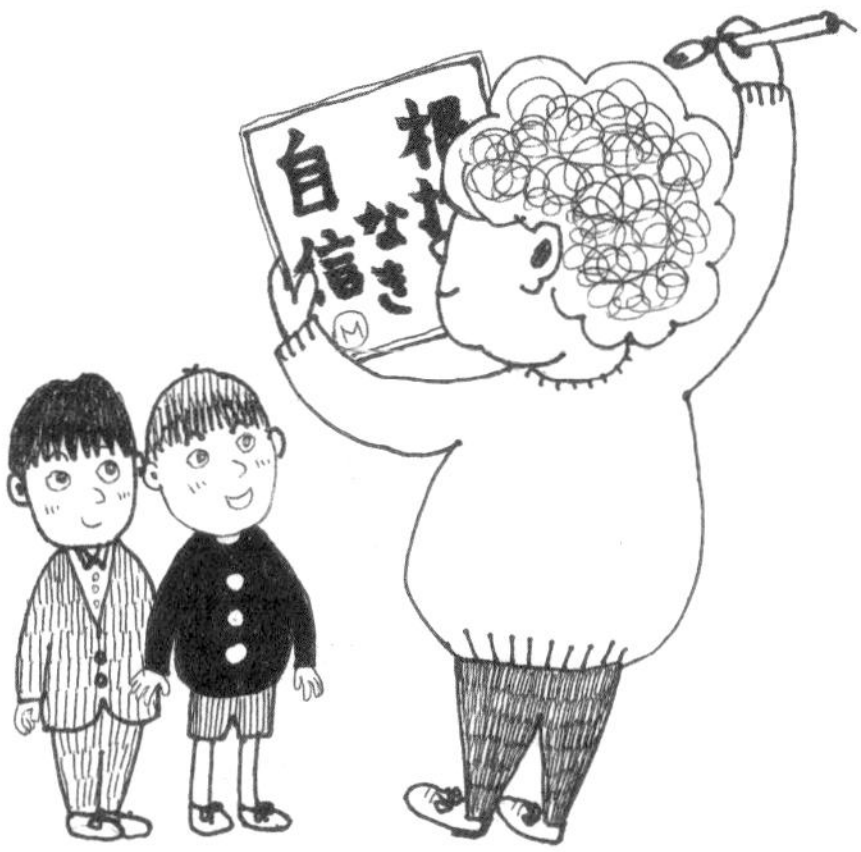

脳には、感情に関係する「情動系」と呼ばれる部分があります。大脳皮質の下の大脳辺縁系を中心とする領域にある回路です。「根拠のない自信」は、情動系を中心とする脳回路が支えています。

そうして自信を持つようになると、自分が持っている技術が上がったり、知識が増えたり、人とのつながりが充実してきて、自由ということの内実がより高度になってきます。

座右の銘を持つことで、僕は自分を進化させてきました。そして、座右の銘は、自分自身が自分のためにつくった自分だけの憲法だといえます。

その自分がつくった憲法を実行していくために、毎日を一生懸命生きているのです。座右の銘は、自分はこういう人間だと周囲に宣言したに等しい。その相手に映った僕と、実在の僕とが一八〇度違っていたら、僕という人間は信用されなくなります。従って、座右の銘を持つということは、自分がつくった憲法の条文と同じくらいの重さを持つのです。

もっとも、座右の銘は自分オリジナルの言葉である必要はありません。誰かが言った言葉でもいいし、どこかの本から見つけてきたものでもいい。自分がその言葉に強くひきつけられ、共感できるものであれば何でもいいのです。

シンプルに「愛」でもいいし、手塚治虫が言った「人を信じよう、でもその百倍自分を信じろ」という言葉でもいいし、サラリーマン的な発想ではありますが、「長いものには巻かれろ」でもいいのです。極端に言えば（あまりオススメしませんが）、「人生すべて金」でも構わない。

そして、当たり前ですが、人間は成長していくに従って、座右の銘も変わっていきます。小学校のときは「根性」だった言葉も「自由は進化する」に変化していったように。大げさに言うと、人生とは自分の成文憲法が進化する過程だと僕は思っています。

夢を叶えたスティーブ・ジョブズの言葉

人によって、よく使う言葉とまったく使わない言葉というのが当然あります。僕の場合は、「プリンシプル」といった言葉はよく使いますが、「必要悪」とか「品格」といった言葉はほとんど使いません。それらの言葉は、僕の世界にはあまりないものだからです。そのことで損をしていることもあるかもしれませんが、それでも構わないと思っています。ある言葉はよく使い、ある言葉はほとんど使わない、その選択が僕という人間をつくっていると思うからです。

どのような言葉を使って自分を語るかによって、その人の人生は確実に変わります。

言葉で自分を語った例として、二〇〇五年六月一二日に米国スタンフォード大学卒業式で行われたアップルコンピュータ社創立者のスティーブ・ジョブズの祝賀スピーチをご紹介しましょう。

このスピーチは、ジョブズの人生から得た三つのお話から成っています。ひとつめは、自らの生い立ちから始まり、大学を中退するまでの「点と点を結ぶ」という話。二つめは、アップルコンピュータ社を起業し、意見の相違から会社を追われ、その後ＮｅＸＴコンピュータ社とＰｉｘａｒ社設立を経て、アップルへ復帰するまでの「愛と喪失」についての話。三つめは、すい臓がんの手術を受けた体験から語る「死」についての話です。

単なるビジネス上の成功・失敗談を超えたジョブズ氏の半ば自伝ともいうべきスピーチは、これから実社会に飛び出そうとする若者を励まし、大学のホームページに掲載されたことで多くの人々に感動を与えていました。

ジョブズのスピーチには、人生において何一つムダなことはないこと、そして自分の好きなこと（仕事）に全力で取り組んでいると、思わぬチャンスがやってくること、セレンディピティーは後になって振り返ると分かることということメッセージが込められています。

当時、リード大学のカリグラフィ（書道）教育は、国内最高水準のものでした。キャンパスを見ても、ポスターから引き出しのラベルまで、美しい手書きの飾り文字で飾られていたんです。

そこで、試しにカリグラフィの授業をとってみようと思い立ちました。どうせ私は退学したんですから、通常のクラスに出る必要はないですし。

私は、さまざまな書体を学び、文字の違いによって間隔を調整する方法を学び、活字を美しく表現する方法を学びました。まさにそれは、科学ではとらえることのできない芸術の世界。すっかり私は魅せられてしまいました。

確かに、こんなことは、生きる上で役立ちそうもないように思うでしょう。でも、その一〇年後、最初のマッキントッシュ・コンピュータを設計するときになって、すべてがよみがえってきたのです。

私は、かつて学んだカリグラフィを応用して、美しい書体を備えた世界初のコンピュータ、マックを完成させたのです。

もし、私が大学であのコースに出なかったら、マックには複数のフォントもプロポーショナルフォントも入っていなかったでしょう。ウィンドウズがマックの真似であることを考えると、おそらくいまだにそんな機能を持つパソコンは一台も現れなかったに違いありません。

中退しなければ、カリグラフィの授業には出なかった――カリグラフィの授業に出なければ、美しい書体のパソコンはできなかった。

もちろん当時の私には、未来に先回りして、そうした点と点を結ぶことなどできるわけがありません。でも、一〇年たってから過去を振り返ってみると、点と点のつながりは明らかです。

みなさんも、未来を先取りして点と点を結ぶことはできないでしょう。でも、過去を振り返って点と点を結ぶことはできるはずです。

ですから、いまはつながりがないことがらであっても、将来は結ぶことができるかもしれない――それを信じてほしいんです。

勇気、運命、人生、宿命……何でもいい。とにかく信じることです。点と点が結ばれていくことを信じれば、人生に失望することなんかありません。それどころか、人生がまるで見違えるものになることでしょう。

そのときは気がつきませんでしたが、のちになって、アップルをクビになったことは、人生で最良の出来事だと分かってきました。

「成功者」としての重圧は消え、再び初心者の気軽さが戻ってきました。おかげで、私の人生でも、このうえなく創造的な時代を迎えることができたのです。

その後の五年間に、ネクスト（ＮｅＸＴ）という会社を立ち上げ、続いてピクサー（Ｐｉｘａｒ）という会社を設立し、素晴らしい女性にめぐりあいました――いまの妻です。

のちにピクサーは、世界初のコンピュータ・アニメ映画「トイ・ストーリー」を制作。世界最高のアニメーション・スタジオになりました。

その後、事は意外な方向に進み、ネクストはアップルに買収され、私はアップルに戻ることになりました。そして、私たちがネクストで培った技術は、アップル再生の中心的な役割を果たしています。一方、妻ローレーヌと私は、素晴らしい家庭を築いてきたというわけです。

それにしても確かなのは、アップルをクビになっていなければ、こうした出来事は1つとして起きなかったということです。口に苦い薬でしたが、病人には必要だったんでしょう。

人生には、時にレンガで頭をガツンとやられることがあるものです。でも、信念を失ってはいけません。私がここまで続けられたのは、自分のやっていることが好きだったからにほかなりません。

みなさんも、自分が打ち込めるもの――愛するものを見つけ出してほしいのです。これは、仕事でも恋愛でも同じこと。

みなさんの人生において、仕事は大きな割合を占めることになるでしょう。そこで本当に満足感を味わいたければ、素晴らしいと信じる仕事をする以外にありません。

そして、素晴らしい仕事をするには、自分の仕事を愛することにつきるのです。

まだ、そんな仕事は見つかっていないというならば、探し続けてください。

妥協は禁物です。見つかればピンとくるはずですよ。

そして、愛する仕事というのは、素晴らしい人間関係と同じで、年を経るごとに自分を高めてくれるのです。

ですから、探し続けてください。妥協してはいけません。


僕は、このスピーチをYou Tubeで聞いたのですが、とても感銘を受けてジョブズの言葉は本物だと実感しました。本物の言葉は、それを使っている人自身も、そしてそれを聞いた人までも生き生きとさせるものなのです。

ジョブズのように、本物の言葉で自分を語ることができれば、言葉をものにしたということができるでしょう。


本章では、出合った言葉を自分のものにしていく5つのステップを述べてきました。最終章では、混迷を深める現代日本を生き抜くためのキーワードをお話ししていきます。

5章のまとめ

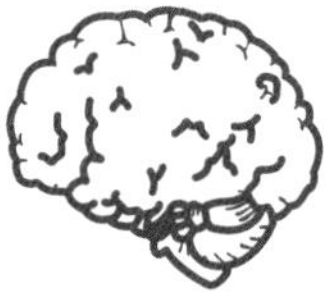

・言葉とは、自分を映す鏡である。

・他人がしている行為を見ているときに、あたかも同じ行動をしているように錯覚してしまうのが、「ミラーニューロン」である。

・言葉との出合いはセレンディピティーである。

・出合った言葉を自分のものにしていくには、次の５つのステップを経る必要がある。
言葉を使いこなす→言葉を磨く→言葉を発信する→言葉と一体化する→言葉で自分を語る

・使うべきタイミング、文脈で使ってこそ、言葉が生きたものになる。

・「書くスキル」は現代の人間が身につけなければならない最も重要な能力の一つである。

6章

偶有性の時代を生き抜く

偶有性が血肉になると一喜一憂しなくなる

誰もが実感しているようにいまの日本は、「先が見えない」時代に突入しています。有名大学を出ても就職先が見つからなかったり、大企業の社員であっても決して安泰ではない。これからは、組織に頼って生きていくことが難しい時代になりました。

いままでの日本の社会には、偶有性に向き合おうという気持ちがあまりにも少なかったように思います。それは教育課程（大学入試）ひとつとってもそうです。高校までのカリキュラムが文部科学省によって細部まで「標準化」されているため、学習する内容についていては偶有性がない。そして、決まったカリキュラムに沿って勉強して、その中でいい点数を取ると「○○大学に入れますよ」というお墨つきが与えられる。唯一の偶有性は、自分が希望した大学に入れるか、入れないかが入試で決まる、というところだけです。

その後大学に入学しても、おとなしく大学の授業を受けていい成績をとって、大学三年の一〇月から就職活動をする。あるいは公務員試験だったり、法科大学院入試だったり、さらなる試験に挑戦する。試験の種類が何であれ「この試験に受かれば公務員になれますよ、弁護士になれますよ」というお墨つきは大学入試のときと変わらず、どこにも偶有性はありません。今までは、偶有性とは無縁に人生街道を歩いてきた人が日本的な「エリート」でした。

でも、これからは違います。今後は、おそらく戦国時代や幕末のような偶有性の塊のような時代になっていくでしょう。

武将の生涯を調べてみれば分かることですが、戦国時代は偶有性の連続でした。明智光秀や豊臣秀吉を例に出すまでもなく、この人は、頼りになると思っていたら、仕えている主人から寝返ったり、逆に敵だと思っていた人が助けてくれたり、といったように先の見えない時代でした。幕末においても江戸幕府が統治機能を失いつつある中で、「昨日の敵は今日の友」の言葉どおり、新しい日本をつくるために薩摩藩と長州藩が手を結びました。

現代日本も至るところで機能不全が起こっています。われわれは新しい価値観を築く必要に迫られています。最初にも書きましたが、キーワードとなるのは「偶有性」ではないでしょうか。

偶有性という概念が血肉化されていくと、一つひとつの出来事に対して一喜一憂しなくなります。なぜかといえば、人生何が起こるか分からないからこそ、楽しいと思えるからです。何が起こるか分からないからこそ、たとえ最悪の状況に陥っても「もうすぐ事態が好転するかもしれない」と思えるようになるのです。

偶有性を体現している代表的な人物を日本の歴史上から探してくると、次の二人が挙げられます。織田信長と坂本龍馬。この二人は偶有性に満ちた人生を歩んできました。

坂本龍馬が死を覚悟して脱藩したことも、織田信長が桶狭間の戦いで今川義元率いる大軍に対して逃げずに果敢に攻めていったことも、どちらの行動も偶有性に向き合おうとしたからこそ成し得たように思います。

もし現代に生きるわれわれがこの二人に学ぶことはあっても、織田信長だけはその具体的な行動を真似してもらっては困ります。信長は比叡山を焼き討ちするような男ですから、そういう人間に憧れているという人はちょっと考え直したほうがいい。

しかし、坂本龍馬だったら平成日本に生きるわれわれも真似できることはあるでしょう。奇しくもNHKの大河ドラマ「龍馬伝」では福山雅治さんが龍馬を演じていますが、彼のような優男が演じてふさわしい。案外、この時代に出現するかもしれません。

では、坂本龍馬のように生きるにはどうすればいいのかというと、これはもう「脱藩」するしかありません。もちろん、組織に関係していてもいいのです。フリーランスのような立場にある僕にしてもたくさんの組織に関係しています。僕が言いたいのは、組織の論理に基づいて自分の行動を決めているようでは偶有性の荒波をかいくぐってはいけないということです。

偶有性の時代を生き抜くためのキーワードはいくつかあります。第一にこれまで述べてきた「書く」ことです。そのほかに次に挙げたことを意識して行動すれば、慌てたり不安にならずにどんなに不確実な出来事にも対処できるようになります。

この章では、僕が日ごろから実践している八つのことをご紹介しましょう。言うなれば、「茂木健一郎流の偶有性を楽しむための八カ条」です。

1 脱藩する（組織の論理で行動しない）
2 プリンシプルを磨く
3 学ぶべき場を見つける
4 師匠を持つ
5 言葉の級位を上げる
6 英語で発信していく
7 出会った人と0・5秒で打ち解ける
8 人前で夢を宣言する

脱藩が二一世紀の生き方のモデルになる

坂本龍馬は、天保六（一八三五）年、土佐藩の郷士の家に生まれ、二六歳で土佐藩を脱藩しています。そして、江戸幕府の幕臣であった勝海舟に弟子入りして航海術を習得し、長崎で日本の会社組織の先駆けといわれる亀山社中（後の海援隊）を設立しました。

その後、対立していた薩摩藩と長州藩を和解させて、薩長同盟の締結を成立させる。さらに、徳川慶喜の大政奉還を画策し、明治維新を大きく推し進める原動力となりました。しかし、その一カ月後何者かに暗殺され、三三歳でその生涯を終えています。

龍馬の人生にはさまざまな解釈があり、いろいろな角度から見ることができます。その中で僕が注目したのは、藩に頼らない生き方です。

文久二（一八六二）年、脱藩を決意した龍馬は「吉野に花見に行く」と言い残し和霊神社で水盃を行い脱藩の誓いを立てました。当時の脱藩は大罪で見つかれば、死罪は免れず、親類縁者にもその咎《とが》が及んだと聞きます。

死を覚悟してまで、藩のしがらみを振り切り、一人の人間として生きようとしたのは、「藩の理論で動いていたら、新しい時代に必要な働きができない」と考えてのことでしょう。脱藩したことが、龍馬の礎となりその後の活躍につながったことは確かですが、脱藩することで、龍馬は偶有性を自分の血肉にすることができたのです。

それでは、現代における「脱藩」とは、何を意味するのでしょうか。

すでに藩もなく、身分制度もありません。龍馬が生きた時代と比べると、僕たちははるかに大きな自由を手にしています。平成の日本に生きるわれわれが脱しなければならないものは、組織という枠組みそのものです。

もちろん、脱藩をキーワードに掲げているからといって、すぐに会社を辞めなさいと言っているわけではありません。僕自身もソニーコンピュータサイエンス研究所という組織に関係していますし、僕の周りにいるたくさんの人も組織に所属しながら働いています。ここで言いたいのは、組織に関係していても、「組織の理論で自分の行動を決めるようになってはならない」ということです。

組織にいることで本当にやりたいことを実現することができないのならば、会社を「脱藩」してでも自分の道を貫くことがあってもいいのです。

プリンシプルがあればブレない

何度も言うようですが、人生は偶有性の連続で、次に何が起こるかは誰にも分かりません。けれども実際何か事が起こったときに、自分の中にプリンシプルを持っていれば――言い換えれば、自分の中に「これだけは譲れない」「これがあれば大丈夫だ」という確実性を持っていれば――、不況になろうが会社をクビになろうが定年退職しようが、自分自身が揺らぐことはないのです。

「プリンシプル」とは、生きるうえでの原理・原則・信条のことをいいます。脳科学的な視点からいえば、総合的な人格力といえます。経験や記憶、感情といったものが合わさってつくられる人格の豊かさこそが、その人の生きる「プリンシプル」なのです。

ビジネスとは「プリンシプルを磨く」場です。「切った張った」の世界で、プリンシプルを磨いてなければ、どんなに肩書がすごくてもいくら学歴があっても絶対に太刀打ちできません。

実務をやっていらっしゃる方はもうよくご存知でしょうが、九割ぐらいまで準備を進めていたプロジェクトがある日、突然中止になるなんてことは当たり前のようにあります。日々状況が変化しているわけですから、「これはいける」と思ったプロジェクトがこのままでは失敗すると気づいたら、即座に中止の判断ができなければ、ビジネスの世界で生き残ってはいけません。リーダーたる経営者であれば、いつでもそういう厳しい決断ができなくてはならないのです。

僕の若いころもそうでしたが、二〇代のころは自分が全身全霊を傾けたプロジェクトが完成間近で潰されるという偶有性にはなかなか耐えられません。そのときに「だからうちの会社はダメなんだ」とくさってもいけないし、「こんな会社は嫌だ」と言って辞めてしまうのは、私が勧める脱藩の形ではありません。気持ちを切り替えて次のプロジェクトにも全力で取りかかることができるかどうかが、「偶有性を生きる」ということなのです。

仕事をしていれば、いいときも悪いときもあります。その一つひとつに揺らがないことが大切です。組織というものに頼らないで自分一人できちんとやっていける人間になるためには、自分の中にプリンシプルを磨かなければならないのです。

僕が声を大にして言いたいのは、決して「自分以外のものにプリンシプルを質入れするな」ということです。

自分以外のものにプリンシプルを質入れするとは、たとえばブランド大学に頼り、正社員であることに頼って、そこに合わせて自分の行動決めるということです。仮に、大企業の社員であることを基準に自らのプリンシプルを決めていたら、ある日突然会社が潰れたり会社からリストラされたりしたら、その人の存在価値はなくなってしまいます。

先日も都内を歩いていたところ、就職活動中らしい女子学生たちが大勢いるところに遭遇しました。その数にも驚きましたが、何よりも僕がびっくりしたのは彼女たちの格好でした。揃いも揃って皆同じような黒の「リクルートスーツ」を身にまとい、しかもほとんど個人の区別がつかないくらい似たような化粧と髪型をしていたのです。

そもそも、「大学三年生になったら就職活動をする」国など、世界中を見回してもどこにもありません。これまでも幾度か提言していることですが、海外の大学にはギャップイヤーなるものがあります。学業をひと段落させて、職に就くまでの一年間を、若者たちは自由に使うのです。海外を放浪するのでもいい、ボランティアにいそしむのでもいい。それまでとは離れた場所で人生を過ごす。履歴書にわずか半年でも空白期間があることを異様に恐れる日本人にはまったく信じられないことでしょうが、さまざまな体験を通じてビジネスに必要な能力を培ったと見なすのが、ほかの国の常識なのです。

ただその慣習が続いているからという理由だけで、毎年毎年新卒者ばかりを採用している国には、本当の意味での革新も経済発展もあり得ません。その責任は新しく社会に入る学生たちにあるのではなく、そのような旧態依然とした常識をありがたくも掲げている企業側や大学側にあります。

そんな大学・企業に就学・就職することは、「プリンシプルを質入れする」ことと同じです。日本の「就活」は異様さを通り越して滑稽ですらあります。とっととやり方を変えるべきでしょう。

私塾で学ぶ

不思議なことに、明治維新を推し進めていった多くの人材は、私塾から輩出されています。私塾とは、幕府や藩といった組織が設置した教育機関とは異なり、塾主の個性と人格、有志者の自発性を基盤として発展した教育機関です。

たとえば、吉田松陰の「松下村塾」からは、久坂玄瑞や高杉晋作、吉田稔麿など倒幕運動の中で重要な役割を果たした人物や、伊藤博文、山県有朋らの政治家や大学の創業者など近代日本をつくった人材が輩出されました。

また、医師で蘭学者の緒方洪庵の「適塾」からも、慶応義塾大学の創設者である福澤諭吉や学習院院長の大鳥圭介、日本近代陸軍を創設した大村益次郎など、幕末から明治維新にかけて活躍した多くの人材を輩出しました。

私塾は正規の教育機関ではありませんから、エリートを養成することを目的としません。師と仰ぐ人物の下に志を同じくする者が集まり、切磋琢磨していく場です。カリキュラムもなく学び方も自由ですが、「自分を成長させたい」「人の役に立ちたい」「社会を変えたい」という情熱や意思があります。

就職予備校に成り下がった日本の大学にそういう役割は期待できません。学びたいという気持ちがあるならインターネット上には世界中の文献を見つけることができますし、私的な勉強会やカルチャースクールに行くのもいい。

「学ぶべき場を見つける」ことはとても幸せなことです。

人生の師を見つける

あの坂本龍馬でさえ、自分一人でプリンシプルを磨いたわけではありません。龍馬にも自らのプリンシプルを持つに至った源流というものが必ずあります。それは、勝海舟でした。

龍馬は、勝海舟を暗殺するために会談を申し込み対面を果たしました。このとき海舟は龍馬が暗殺しに来たのを知ったうえで、世界情勢と攘夷論の愚かしさを説き、海軍の創設とその費用を生み出す貿易の必要性を論じました。龍馬は、海舟の話を聞いているうちに、見識の広さと人物の大きさに感服し、その場で弟子入りします。

僕にとって、そのような人物の一人として挙げられるのは、解剖学者の養老孟司先生です。最初にお会いしたのは、養老先生がホストを務める『日経サイエンス』の対談のゲストに呼ばれたときでした。「初めて会う気がしないね」と言われたことは、昨日のことのように覚えています。それ以来のお付き合いの中で、厳しさとやさしさが同居するその人柄にひきつけられました。

豊かな人格を育むのに大切なことは組織ではなく、そこで「自分の人生の師」に巡り合うことなのです。

もし自分には一生をかけて師事する尊敬すべき人物が見つからないという人がいたら、一日でも早く自分の師を見つけてください。ナントカ大学に行って勉強するとかいうくだらない発想は止めて、「自分の人生の師はこの人だ」という人を見つけるということのほうがこれからの時代に合っています。

その人生の師というのはどこにいるか分かりません。もしかしたら、部署がまったく違う会社の人かもしれないし、近所のラーメン屋のおじさんかもしれません。誰が誰の師匠になるか、いつその人と出会えるかも分からない。それもまた人生の偶有性のひとつですが、「師匠を持つ」ことも、ひとつの才能なのかもしれません。

言葉の有段者を目指す

囲碁や将棋、柔道や剣道などにおいて技能の段階を表すための級位や段位があるように、言葉にも級位や段位があると、僕は思っています。

言葉の級位や段位は何を基準に決められるのかといえば、その言葉をどれだけ理解できているか、その言葉の意味するところをどれだけ実践できているか、ということです。

「愛」という言葉で考えてみましょう。「愛」という言葉の本当の意味を理解し、それを実践した人といえば、マザー・テレサが挙げられます。

マザー・テレサは、カトリック教会の修道女でしたが、教師として赴任したカルカッタで現地の貧しい人々の姿に衝撃を受け、修道院を離れて最も貧しい人々のために働こうと決意します。その後、彼女はインド女性の着る質素なサリーを身にまとい、誰からも見捨てられてしまった人たちのためのホスピスや、児童養護施設を開き、生涯にわたって貧しい人々のために献身的に働きました。

マザー・テレサは、貧しい人々のために「愛」を惜しみなく与え、「愛」という言葉を生きた人でした。そして「愛」という言葉で世界を動かし、変えていきました。マザー・テレサは、間違いなく「愛」という言葉の上位有段者といえます。

僕自身も「偶有性」という言葉を使っていますが、まだ三級か四級くらいかもしれません。僕自身も言葉を発信していますが、まだまだ社会を動かすまでには至りません。

スティーブ・ジョブズのように、言葉で自分を語って、そのメッセージで社会を変えていきたいものです。

ある言葉の意味するところを実践できるようになるには、それこそ一生かけて鍛錬していくしかありません。それは、言葉でなくても剣道にしても将棋にしても、同じことです。初級から始めて、有段者になるには、毎日の練習を積み重ねていくしかないのです。

言葉は社会をつくり、動かします。

フランス革命は、「自由・平等・博愛」という言葉を革命の精神に掲げました。この言葉の持つ精神は、その後の市民社会や民主主義の土台となり、ヨーロッパのみならず世界中に広がっていきました。日本においても、自由民権運動の原動力となりました。

また革命政府が欧州で異端とされ迫害されてきた芸術家たちを保護した結果、自由を求め、欧州中からパリに芸術家が集まり、パリは今日のような芸術やファッションの中心となりました。フランス革命がなかったら、パリが芸術の都になるなんてことはなかったでしょう。

フランス革命が掲げた「自由・平等・博愛」という言葉は、政治や市民社会の変革だけでなく、文化や芸術にまで影響を及ぼしました。

言葉は社会を変える力さえ持っています。日本人は就職活動を「就活」、結婚活動を「婚活」、恋愛活動を「恋活」、最近は出産活動を「産活」、主婦の就職活動を「主婦活」というように、とかくさまざまな事柄にネーミングをしたがります。それが社会を活性化させている面がないわけではありませんが、その言葉に踊らされないでほしいのです。

社会が生みだした言葉に従って生きるのではなく、むしろ自分のものにした言葉を行動の基準にしていく。それは、「言葉の級位を上げる」人にしかできないことです。

英語で日本を発信する

僕にとって長年潜在的なコンプレックスになっているものがありました。それが英語です。英語といっても、会話やライティングの能力ではなく、「日本のことを英語で紹介すること」に対するコンプレックスです。日本人共通の課題と言えるでしょう。

僕は尾崎豊の大ファンなので、カラオケでは「15の夜」や「卒業」といった歌を常に熱唱していますし、滞在先のホテルでもよくＹｏｕＴｕｂｅで彼の曲をバックミュージックにかけています。日本語で歌っているので当然と言えば当然かもしれませんが、彼の存在を知っている人は海外ではほとんどいません。日本の一時代の象徴のような存在であっても、尾崎豊について書かれている英語版ウィキペディアの記述はほんのわずかで、それとて正当な記述とは言えません。

また僕は数年前に、室町時代の屏風「日月山水図屏風」とじっくり向き合う幸運な時間を持ちました。この作者不明の屏風は普段は金剛寺にあり、年に二回しか公開されない国の重要文化財ですが、初めて出合ったときの衝撃はいまでもはっきりと覚えています。どれほど眺めていようと飽くことを知らず、三〇分はその場から動けなかったものです。その後の予定がなければ、一日中でもその前で佇んでいたのではないでしょうか。

このように心を震わせる美術や音楽、伝統芸能が日本にはたくさんあります。しかし、いざそれらを積極的に英語で外国人に伝えようと自分は努力してきたかというと、過去を振り返っても、残念ながらそうはしてきませんでした。

僕たち日本人は、明治以降、一生懸命西欧の歴史や文化を勉強してきたことで、今日、シェークスピアの戯曲の数々や、レオナルド・ダ・ヴィンチやレンブラントなどを語ることができるし、英語で議論することもできます。もしかしたら、日本人である僕らのほうがイギリス人やイタリア人よりシェークスピアやダ・ヴィンチのことを深く理解しているかもしれません。

尾崎豊を知らないのも、「日月山水画屏風」を知らないのも、そのほか多くの日本の文化人、芸術家を知らないのも西洋人にとっては当然のことで、それは仕方のないことなのです。彼らに偉大な日本人や素晴らしい日本の文化を知ってもらうには、僕たち日本人が英語で必死になって情報発信していかなければならないのです。かといって日本の特殊な文化を理解してもらうためには、その前提となる歴史や価値観なども含めて膨大な説明をしなくてはなりません。たとえ説明したとしても、外国人には理解できないから、最初から英語での説明をあきらめてしまいがちです。

僕自身、英語のブログ「クオリア・ジャーナル」を始めた当初は、日本での生活を記しているにもかかわらず、日本に住んだことのない外国人にも理解できるように、いちいち注釈を加えていたものでした。新橋という都内の地名を挙げれば、「ここは日本の多くのサラリーマンが夜集う場所で……」とか、日本の文化人の名前を挙げれば、彼はどのような人なのかをいちいち説明していました。

しかし、あるときから必要最低限の注釈を除いては、そのようなことをわざわざ説明することをやめました。知りたければ、自分たちで調べればいい。そのように考えるようになったのです。僕がわざわざ注釈をつけなくても、そもそもインターネット上のブログを読んでいるのですから、その気になればすぐにネットで検索できます。

「知らなければ、知らないほうが悪い」

少々傲慢かもしれませんが、この心意気で日本のことを英語で世界へ発信していこうと決心したのです。ネットのいいところは、どこにいても世界につながることです。それで日本のことを少しずつでも理解して共感してもらえれば、こんなにうれしいことはありません。

このように日本のことを書いていく作業を通じて、僕の中での英語に対するコンプレックスは比較的薄れていきました。

先程の「日月山水画屏風」にしても、「JITSUGETSUSANSUIGA……」といったところで、さすがに外国人には何のことだか伝わりませんが、「the sun,the moon,mountains and water screen」と表現してみれば、それなりに雰囲気を感じ取ってもらえるはずです。

これからは英語力向上のためではなく、愛する日本の文化を外国にアピールしていくためにも、僕も「英語で発信する」機会をもっと増やしていこうと思っています。

出会った人と0・5秒で打ち解ける

完全に準備万端整えたプレゼンの当日、ガチガチに緊張しすぎて失敗してしまった。あるいは、大切なデートの当日、自分のいいところを見せようと思うあまり、気負い過ぎて打ち解けられなかった。

そんな経験は誰でも一度や二度はあるのではないでしょうか。

脳の「フロー状態」は、対人関係において最も大切になってきます。

重要な会議やプレゼンの場では、適度の緊張感は必要ながらも、やはりどこかでリラックスして遊びのような感覚の余裕を持っていなければ、うまく結果を出せることはありません。

恋愛においても、彼（あるいは彼女）とのデートで、自分のカッコイイ（カワイイ）ところを見せなくてはとガチガチになっていると、かえってその人本来のよさが出てこないものです。リラックスして二人でいる時間を心から楽しめているときにこそ、その人本来のよさは出てくるものです。もっとも、それで彼（あるいは彼女）が自分のことを好きになってくれるかどうかはまた別問題です。

多くの人が失敗する落とし穴は、「うまくいかない」と思えば思うほど、ますます緊張して深刻なほうへ向かってしまうことです。

「このプレゼンが成功しないと、自分の面目は丸潰れだ！」

「彼（彼女）のことが大好き！　一緒にいられなかったら死んでしまう」

こんなふうに悲愴な面持ちで臨んだら、ロクな結果にはなりません。プレッシャーを抱え込むと、絶対にベストパフォーマンスは出てこないのです。

何事も満足いく結果を出せるときというのは、直前まで努力に努力を積み重ねながらも、最後には「運を天に任せる」ではないですが、「自分は最大限努力した、後の結果は見守ろう」というような心境になって、どこか脱力しているものです。

「負けても勝ってもどちらでも構わない」

そんな心境に達した人にこそ、天命が伴うものです。

でも、そんないざという場で緊張するなというほうが難しい、という声が聞こえてきそうです。たしかに、自分一人のことならまだしも、対人関係において常にリラックスしているのは難しいものです。

それに関しては、僕自身が実践してきたある訓練方法があります。

それは、初対面の人と「出会って０・５秒で打ち解ける」というものです。

こちらから話しかけることは「相手に関心がある」と示すサイン

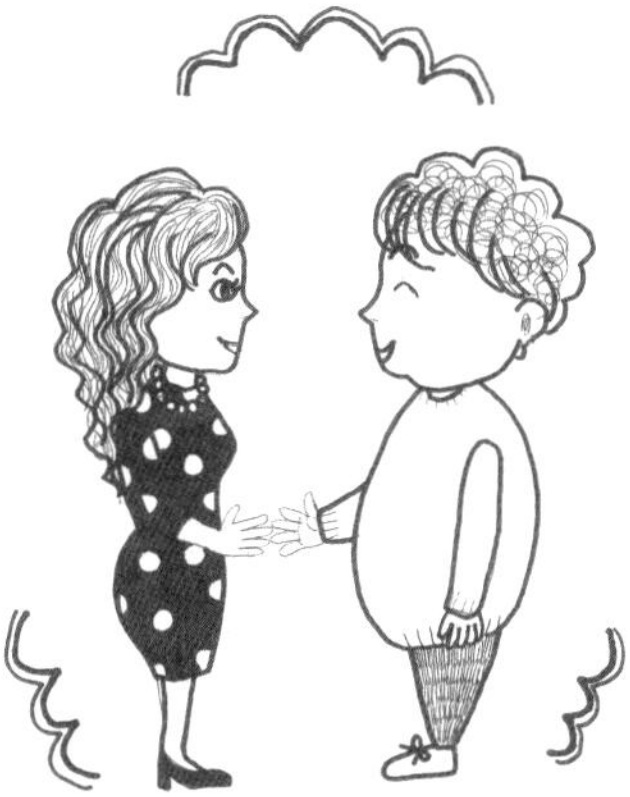

仕事でどれほど多くの人に会おうとも、初対面の人と言葉を交わすときは僕でも緊張します。緊張しないようにするには、0・5秒で打ち解けられるように練習するしかありません。

最近実践しているのは、サイン会などで目の前に来た人に自分から話しかけることです。時間もそれほど多くありませんから、一人の方とお話できる内容には限りがありますが、それでも多くの方と触れ合うことができます。

「今日はどちらからいらしたんですか」

「最近、調子はどうですか」

これまではサインをしているときに話しかけられたらそれに答えていました

が、積極的にこちらから話しかけることにしたのです。

「人生、楽しんでいますか」

急にそんなことを聞かれるとビックリするようですが、次の瞬間には相手の方も打ち解けて話をしてくれます。サイン会という限られた時間ではありますが、それでも一分もあればその人生の断片をうかがうことはできます。


会話においてこちらから積極的に話しかけることは、「あなたに関心がありますよ」というサインなのです。

コミュニケーションスキルとは、単なるうわべの技術、テクニックの問題ではありません。相手に対する関心度がどれだけ高いかということを示すことなのです。自分を取り巻く世界に対して、どれだけ心がオープンに開かれているかということです。

サイン会に限らず、たとえばパーティーや勉強会、会議で、あるいは偶然乗り込んだタクシーで……、出会った人と0・5秒で打ち解けてみましょう。こちらの意思とは関係なくたまたま出会った人と0・5秒で打ち解けるためには、自分自身がオープンマインドで他者を受け入れなければ難しいと気づくはずです。そしてそれが自然にできるようになると、その人の人間的な魅力は急上昇します。

人前で夢を宣言すると脳が本気になる

アルピニストの野口健さんは、七大陸最高峰世界最年少登頂を達成することを公約に掲げていました。公約したのは、なんと大学入試の面接試験の場だったといいます。

野口さんが受験した亜細亜大学では、「一芸一能入試」を行っており、芸術・芸能、文化、スポーツなどの分野で相当の実績のある受験者が集まっていました。野口さんは、高校時代に冒険家・植村直己氏の本に感銘を受け一六歳でヨーロッパ大陸最高峰モンブランへの登頂を果たした実績を元に受験しました。

ところが、優勝した実績や技芸の成績を一生懸命アピールするほかの受験生の話を聞きながら、「みんな過去のことばかり。いまからこれをやると明確に言っている人間がいないじゃないか」と思ったそうです。野口さんは面接官に向かって「在学中に、最年少で世界七大陸最高峰に登ります。実現できなかった場合には、責任をとって私は大学を中退します」と宣言しました。その後、公約どおり最年少の二五歳で七大陸最高峰制覇を果たします。

野口さんのように、「人前で夢を宣言する」と、ただ「自分の中だけで思っていること」よりも実現できる可能性は高くなってきます。

人前で夢を宣言するということは、自分自身に対して課題が設定されたということです。課題が設定されると、目標が明確になった脳はやる気を出して、何としても実現させようと本気になります。

同時に、「退路を断つ」という言葉どおり、人前で宣言することは自分で自分を追い込んで逃げ道をなくすことでもあります。脳にとってはプレッシャーにもなりますが、それは決して悪いものではありません。自分で課題を設定して自分自身にかけるプレッシャーは、脳のやる気を持続させていくためにも必要なものです。

人前で宣言すると、夢や目標が叶いやすくなる理由はもうひとつあります。それは、たとえば「在学中に、最年少で世界七大陸最高峰に登ります」と宣言すると、周りの人の見る目が変わってきます。つまり、「あの人は世界七大陸最高峰を目指して、いろいろ訓練しているんだな」というふうに見てもらえるということです。

なかには、「じゃあ、あの人のために何か協力してあげよう」という人が出てくることもあります。自分自身も周りの期待に応えようとして行動するようになるものです。

僕も昨年、これから「英語で本を出版する」というかねてからの目標をブログで宣言しました。それからは僕自身は英語で文章を書くスキルをさらに磨くなど、できることを淡々とやっています。知り合いが英語圏のエージェントを紹介してくれたり、僕を取り巻く環境も少しずつ変わっています。

夢を宣言すると、本当に世界が変わる――。

それは僕自身が実感していることです。

以上、僕流の生き方八カ条をお話ししてきましたが、これらは偶有性の荒波をかいくぐるためのキーワードです。

人生に確実なことは何一つありません。

自分の中に確実なものを持っていれば、不確実なことがあっても慌てずに対処できるし、ときには楽しむこともできる――。そんな偶有性を楽しむ気持ちがあれば、「書くだけで願いが叶う」ことは誰にも起こることだと僕は思っています。

6章のまとめ

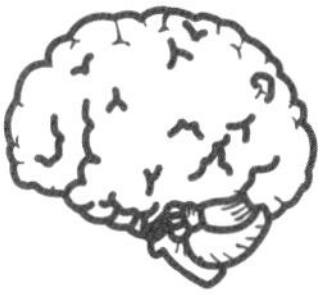

・偶有性が血肉化すると一喜一憂しなくなる

・21世紀を生き抜くためには、次の8つのスタイルを身につけるとよい。

1 脱藩する（組織の論理で行動しない）
2 プリンシプルを磨く
3 学ぶべき場を見つける
4 師匠を持つ
5 言葉の級位を上げる
6 英語で発信していく
7 出会った人と0.5秒で打ち解ける
8 人前で夢を宣言する

・偶有性を楽しむ気持ちがあれば、夢や願いを書くと実現しやすくなる。

あとがき

言葉をものにすることは、別の言葉で言えば、言葉が利子を生み出すということです。

言葉の利子とは、ある言葉をある時期につかむと、それが利回り何%という利子を生むということ。いうなれば、自分の願いを書いておくと、やがてそれが達成されたときには利子を伴って自分に返ってくるということです。

僕にとって利子を生みだしてくれた言葉は、「クオリア」でした。「クオリア」を自分のものにしたことで、僕の人生は明らかに変わりました。「クオリア以前」「クオリア以後」と分けられるかもしれません。「クオリア以前」の僕には、芸術や文学に興味があってもそれを語る言葉やアプローチの仕方がありませんでした。「クオリア」という言葉をつかんだことによって、芸術や文学への見方がある程度確立していったのです。

僕が学生のころは日本経済がバブルの時期だったので、賞金100万円ぐらいの懸賞がついた論文の募集が新聞や雑誌にたくさんありました。生命論とか情報論なんかがテーマになってるのを片端から見つけてきては応募して、100倍とか200倍ぐらいの倍率のもので一席になったりしたのです。言うなれば、「懸賞論文荒らし」みたいなことをしていました。

アルバイトや懸賞論文で稼いだ金を、「宵越しの金は持たない」ではありませんが、オペラや歌舞伎鑑賞、旅行にすべて注ぎ込んでいました。見たいものや聴きたいものに自分を触れさせていようと思い、常にアンテナを張っていました。

そのときは、歌舞伎を観ても、「歌舞伎の本質ってなんだろう」「現代に歌舞伎をやる意味はなんだろう」と、真剣に考えていました。僕にとっては歌舞伎、あるいはオペラについて真剣に考えることと、生命の本質について考察することは同じだったのです。

しかし、科学の研究をやっていたときの言葉と芸術に触れたときの言葉はまったく違っていて、その断裂に悩み続けていました。科学者は自分がプライベートでなにを感じようと、実験や理論をつくるときには関係ないものとして扱う。なぜ自分が人生で経験してきたことが仕事には反映されないいんだろうってずっと考えていたのですが、「クオリア」を思いついたとき、脳の問題を考えることと、芸術について考えることが自分の中で同じ言葉で語れるようになったのです。

たとえば、絵画の見方にしてもそれまでは「この絵は、○○という画家が描いたもので、△△派の影響を受けている」といったような解説をする風潮があったものを「絵に向き合うときは、自分の中に生まれるクオリアに向き合うことがすべてなのだ」という態度がとれるようになりました。「クオリア」という言葉を使って芸術や文化を語る人がいなかったせいか、脳科学者でありながら芸術や文化に関する仕事の依頼がくるようになりました。「クオリア」という言葉の利子で、自分の仕事の幅が広がっていったのです。

自分が普段どんな言葉を使って生きているかで、人生は変わってきます。言葉にはそれだけの力があります。

力のある言葉からは利子が生じるのです。それは僕だけではなく、誰の身の上にも起こることなのです。

本書の締めくくりとして、僕がキャスターを務めているNHKの『プロフェッショナル　仕事の流儀』という番組に、ご出演いただいたあるプロフェッショナルの方の言葉を紹介しましょう。

「私は失敗することは絶対にない。なぜなら、私は成功するまで挑戦し続けるから」

成功する途中で失敗するのは、失敗のうちに入らない。諦めなければ、それは失敗ではないのです。

本書は、二〇〇九年九月、北海道登別の温泉でビールを飲みながら、「脳と言葉」「書くとはどういうことか」について思考をめぐらせたことが出発点です。

実は脳と言葉の関係について本格的に考察したのは僕にとって初めてのことでした。半年あまりあれこれと考えているうちに、予想がつかないキーワードが飛び出したり、僕自身が自分の人生を振り返ってセレンディピティーを発見したりして、とても楽しいことが起こりました。おそらく本書をお読みの方も夢や目標を言葉にして書いたり、自伝を書いているうちにセレンディピティーを発見して、夢をつかむという体験をしていただけるのではないでしょうか。

最後に、編集の労をとってくれたビジネス社の岩崎英彦さん、「ちびっこギャング」こと三浦愛美さん、石井綾子さんにお礼を申し上げます。三人の協力なしに、本書は誕生しませんでした。ありがとうございます。

そして、本書を読んでくださった読者の皆さま。一人でも多くの方が夢や願いを言葉にして書くことで、それが実現することを心から祈っています。

●著者略歴
茂木健一郎（もぎ・けんいちろう）

1962年生まれ。脳科学者。理学博士。

ソニーコンピュータサイエンス研究所シニアサイエンスリサーチャー。東京工業大学大学院連携教授。

東京大学理学部・法学部卒業後、東京大学大学院理学系研究科物理学専攻課程修了。理化学研究所、ケンブリッジ大学を経て、現職。

2005年『脳と仮想』（新潮社）第4回小林秀雄賞受賞。2009年『今、ここからすべての場所へ』（筑摩書房）で第12回桑原武夫学芸賞受賞。

著書に、『脳を活かす勉強法』『脳は0.1秒で恋をする』（ＰＨＰ研究所）『脳内現象』（ＮＨＫ出版）『「赤毛のアン」に学ぶ幸せになる方法』（講談社）ほか。

脳をやる気にさせるたった1つの習慣

2010年６月24日　　第１刷発行
2010年12月３日　　第３刷発行

著　者　茂木健一郎
発行者　鈴木健太郎
発行所　株式会社ビジネス社
〒105－0014　東京都港区芝3-4-11（芝シティビル）
電話　03（5444）4761（代表）
http://www.business-sha.co.jp

カバー印刷・本文印刷・製本/半七写真印刷工業株式会社
〈編集担当〉岩崎英彦　〈営業担当〉山口健志

ISBN978-4-8284-1579-6